DE LA
CIRCONCISION

AVEC UN NOUVEL APPAREIL

INVENTÉ PAR L'AUTEUR

POUR FAIRE LA CIRCONCISION

MODIFIANT LES PROCÉDÉS DE VIDAL (de Cassis) ET DE M. CHASSAIGNAC

Nouveau procédé pour le débridement du phimosis congénital

PAR

M.-H.-G. MARTIN

Docteur en médecine de la Faculté de Paris,
Lauréat de la Faculté de Montpelier
(Prix de 3e année. — Médaille d'argent)
Membre titulaire de la Société médicale d'émulation de Montpellier.

PARIS
ADRIEN DELAHAYE, LIBRAIRE-ÉDITEUR
PLACE DE L'ÉCOLE-DE-MÉDECINE
1870

DE LA

CIRCONCISION

AVEC UN NOUVEL APPAREIL

INVENTÉ PAR L'AUTEUR

POUR FAIRE LA CIRCONCISION

MODIFIANT LES PROCÉDÉS DE VIDAL (de Cassis) ET DE M. CHASSAIGNAC

Nouveau procédé pour le débridement du phimosis congénital

PAR

M.-H.-G. MARTIN

Docteur en médecine de la Faculté de Paris,
Lauréat de la Faculté de Montpellier
(Prix de 3e année. — Médaille d'argent)
Membre titulaire de la Société médicale d'émulation de Montpellier.

PARIS

ADRIEN DELAHAYE, LIBRAIRE-ÉDITEUR

PLACE DE L'ÉCOLE-DE-MÉDECINE

1870

A M. BOUILLAUD

Mon cher maître,

Permettez à l'élève de dédier son premier travail au maître qui l'a instruit; soyez persuadé de la vive reconnaissance qu'il conservera toujours pour celui qui lui a enseigné la médecine, et qui a guidé ses premiers pas dans cette science difficile, si souvent ingrate pour ceux qui se sacrifient à elle.

M.-H.-G. MARTIN,
Docteur à Sceaux (Seine).

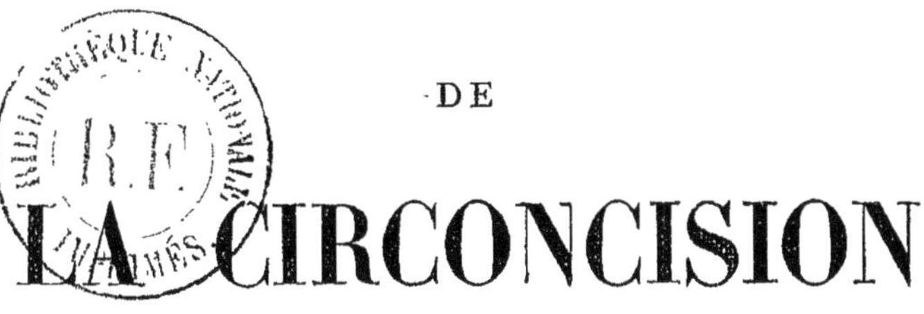

DE
LA CIRCONCISION

ANATOMIE DU GLAND ET DU PRÉPUCE.

Gland. — On appelle gland, chez l'homme, la partie terminale de la verge, à cause de la ressemblance qu'a cet organe avec le fruit du chêne.

Le gland embrasse l'extrémité des corps caverneux qu'il recouvre plus en dessus qu'en dessous, et il augmente par sa disposition la longueur du membre viril.

Si l'on dépouille la verge de ses téguments, et le gland, de la muqueuse qui le recouvre, on voit qu'il se continue à sa partie inférieure avec le canal de l'urèthre, tandis qu'à sa partie supérieure il forme une concavité dans laquelle viennent se loger les deux extrémités inférieures des corps caverneux, qui adhèrent avec lui d'une façon intime au moyen d'un tissu cellulaire très-dense et très-serré.

Les auteurs décrivent habituellement le gland en le comparant à un cône; mais je préfère le décrire sans chercher à établir de ressemblance entre sa forme et celle du cône, cette figure géométrique ne me paraissant pas donner une idée exacte de son véritable aspect et n'aidant ni n'éclaircissant en rien la description.

La partie postérieure du gland, que l'on appelle aussi base du gland, est coupée très-obliquement d'arrière en avant et de haut en bas; elle embrasse l'extrémité inférieure des corps caverneux et forme sur eux un relief volumineux qui constitue ce qu'on est convenu d'appeler la couronne du gland. La sensibilité de la couronne, quoique déjà considérable, pendant la flaccidité du pénis, s'accentue encore pendant l'érection.

La couronne du gland est bien plus saillante du côté de la face dorsale de la verge que du côté de la face inférieure ; elle est interrompue du côté de cette dernière face par un sillon qui se creuse à ses dépens, et s'étend de la base du gland au méat urinaire ; c'est dans ce sillon que s'attache le filet ou frein du prépuce, dont je parlerai plus loin, lorsque je décrirai cette partie terminale de la peau du pénis qui enveloppe le gland. Si l'on mesure la face supérieure du gland, du méat urinaire à la couronne, et que l'on mesure également ment la face inférieure, on voit que la supérieure atteint une longueur double environ de celle qu'atteint l'inférieure. L'extrémité terminale du gland est percée par une fente verticale de 6 mill. à 8 mill., limitée par deux lèvres latérales : c'est l'orifice de l'urèthre, appelé méat urinaire.

Le méat se trouve sur la même ligne que le frein qui est en arrière de lui, et ils ne sont séparés l'un de l'autre que par un espace très-minime.

Lorsque le méat est situé au même niveau que le filet, et regarde comme lui en bas, ce qui arrive très-rarement, il constitue un vice de conformation qui est une des variétés les plus fréquentes de l'hypospadias.

Le gland est recouvert par une muqueuse qui finement plissée, lorsque le pénis est à l'état de flaccidité, devient lisse et luisante lorsqu'il est en érection. Cette muqueuse contient dans toute son étendue des papilles vasculaires en nombre considérable, disposées d'une façon très-remarquable et toujours constante. Les papilles situées sur toute la portion du gland qui se trouve en avant de la couronne sont petites et invisibles, pour la plupart, à l'œil nu ; elles se dirigent de la base du gland vers son extrémité libre et sont disposées en séries linéaires assez régulières, recouvertes par l'épiderme qui, très-épais en cét endroit, empêche de les distinguér tant qu'il n'est pas enlevé, d'autant mieux que leur peu de développement ne leur permet pas de faire saillie à l'extérieur. Les papilles de la couronne sont plus volumineuses que les précédentes ; elles sont disposées sur deux rangs circulaires ; leur nombre qui est extrêmement variable est en raison inverse de leur grosseur. On peut les voir à l'œil nu ; il suffit pour cela d'immerger le gland dans l'eau bouillante pour les voir devenir saillantes.

Sur la couronne du gland et principalement sur la petite surface qui est derrière la couronne, on trouve une série de tubercules blanchâtres rangés assez régulièrement et plus ou moins volumineux selon les sujets. Ces tubercules, dont le nombre va en diminuant à mesure qu'on se rapproche du frein, portent le nom de glandes de Tyson ou glandes préputiales, à cause de leur plus grand nombre sûr le prépuce que sur le gland. M. Sappey dit même qu'on ne rencontre pas de glandes de Tyson sur la couronne et qu'elles sont situées à 2 mill. ou 3 mill. en arrière d'elle dans la muqueuse du prépuce. Le produit de sécrétion de ces glandes est une matière butyreuse, d'une odeur forte et désagréable, destinée à lubréfier le gland, mais qui, chez les hommes malpropres ou chez ceux qui sont empêchés par l'étroitesse de l'orifice du prépuce, de se donner des soins de propreté, s'amasse en grande quantité et produit des accidents dont je parlerai dans le cours de ce travail.

Le tissu du gland est spongieux, érectile, de même nature que celui de l'urèthre dont il paraît être, en quelque sorte, comme l'épanouissement destiné à recouvrir les corps caverneux. Ce tissu est beaucoup plus ferme et beaucoup plus dense que celui de l'urèthre et, pendant la turgescence, il contient, proportionnellement, moins de sang que ce dernier.

Plusieurs branches artérielles fournissent au gland le sang

nécessaire à ses besoins. Une branche, la dorsale, fournit à la portion supérieure. Quelques rameaux venant de l'artère du corps caverneux de l'urèthre, fournissent aux parties latérales. Les rameaux les plus nombreux qu'on rencontre dans cette région viennent de l'artère profonde de la verge, qui fournit à la face inférieure et à la portion centrale de l'organe.

Les veines du gland sont situées entre la surface concave de cet organe et l'extrémité antérieure des corps caverneux ; elles forment un plexus considérable qui se dirige vers la face dorsale de la verge ; puis, passant entre la couronne du gland et les corps caverneux, ces vaisseaux viennent former la veine dorsale de la verge. Bichat et Kobelt ont admis une communication directe entre les vaisseaux de ce plexus et les mailles spongieuses des corps caverneux ; communication qui existerait aussi entre les mêmes vaisseaux et le tissu spongieux du gland.

Les nerfs du gland viennent de la branche dorsale de la verge : cette branche, située sur la ligne médiane, se divise, avant d'arriver à la couronne du gland, en un grand nombre de ramuscules, qui pénètrent les uns dans la couronne, les autres entre la face concave du gland et l'extrémité antérieure des corps caverneux, en suivant à peu près le trajet des veines ; puis ils se divisent en une infinité de ramuscules divergents et anastomosés formant un réseau serré. De ce premier réseau partent des branches qui plongent dans l'épaisseur du gland, se ramifiant et s'anastomosant en réseaux de plus en plus fins, qui vont se terminer dans la muqueuse de cet organe.

Nous avons dit précédemment qu'on rencontrait sous la muqueuse du gland des papilles vasculaires. Ces papilles, quoique dépourvues de corpuscules de Meisner ou de Wagner, ainsi que de ramuscules nerveux, n'en sont pas moins d'une exquise sensibilité.

La sensibilité de la muqueuse du gland semble due aux corpuscules que l'on nomme corpuscules de Krause.

MM. Fic et Vulpian ont proposé de donner ce nom à de petits sacs ovoïdes remplis d'une matière demi-liquide, limités par une paroi simple, renfermant des noyaux. Dans ces sacs ovoïdes, pénètre une fibre nerveuse, quelquefois deux ; la gaîne du tube est confondue avec la paroi, la portion médullaire n'existe plus dès qu'on arrive à l'origine de la partie renflée, et le cylinder axis pénètre seul dans la cavité du corpuscule. Une fois arrivé dans la cavité, le cylinder axis la parcourt en droite ligne ou en décrivant des flexuosités, puis il s'y termine près du sommet, par une extrémité tantôt mousse, tantôt renflée.

On trouve dans le gland deux ordres de vaisseaux lymphatiques : un réseau superficiel ou sous-épidermique, et un réseau profond ou sous-muqueux. Le calibre des tubes qui composent ces deux ordres de vaisseaux et la disposition des mailles, sont essentiellement différents : car, tandis que les mailles du réseau superficiel sont très-serrées et que les tubes sont d'une finesse extrême, les mailles du réseau profond sont larges et le calibre des vaisseaux est beaucoup plus considérable. On voit constamment partir du réseau profond deux petits rameaux qui, situés sur les parties latérales, se rendent à la commissure inférieure du méat urinaire, où ils se réunissent en un tronc unique. Contournant le col de la verge, il gagne la face dorsale, vient cheminer d'avant en arrière, et suivant à peu près la ligne médiane il va se jeter dans les ganglions inguinaux supérieurs et internes qui se trouvent situés du même côté que lui. Rarement il se rend du côté opposé.

On voit très-souvent les troncs des deux côtés se réunir par des anastomes plus ou moins nombreuses, suivant les sujets : beaucoup plus rarement ces troncs restent indépendants l'un de l'autre dans leur trajet.

Un réseau lympatique très-ténu, situé dans la portion spon-

gieuse de l'urèthre, se continue directement à partir du méat
urinaire avec le réseau qui embrasse le gland, en fournissant
en bas encore quelques rameaux qui s'anastomosent avec ceux
de cet organe.

Prépuce. — Le prépuce est la continuation des téguments
du membre viril ; il est destiné à recouvrir le gland, auquel il
n'adhère que par la face inférieure, au moyen d'un repli
nommé filet ou frein du prépuce.

Le filet, de figure triangulaire, est dirigé longitudinalement. Par sa base, il regarde la racine de la verge, et son
sommet dirigé en avant vient s'insérer à 4 millimètres ou
6 millimètres du méat urinaire : mais, dans un assez grand
nombre de cas, il s'insère à la partie inférieure de l'orifice
externe du canal de l'urèthre, ou même dans l'intérieur du
canal. Les parties latérales du filet en se continuant avec les
parties voisines forment deux petites fossettes qui limitent à
droite et à gauche la dépression circulaire de la base du
gland.

La charpente du filet est formée par des faisceaux de fibres
musculaires. On voit converger vers le filet, de tous les points
de la périphérie du gland et du canal de l'urèthre, des troncs
lymphatiques. La peau qui recouvre le pénis se prolonge
jusqu'à l'extrémité inférieure de cet organe et se continue
sous forme de muqueuse, en se repliant sur elle-même, pour
aller retrouver la muqueuse du gland, en arrière de la couronne. La transition qui existe entre la peau et la muqueuse,
est à peu près analogue à la transition qui existe entre la
peau de la face et la muqueuse labiale.

Si nous partons de la muqueuse uréthrale nous avons donc :
la muqueuse de l'urèthre qui vient d'arrière en avant et de
haut en bas ; elle se continue avec la muqueuse du gland qui
est dirigée d'avant en arrière et de bas en haut ; puis, se continuant avec la muqueuse du gland, on trouve la muqueuse

du prépuce dirigée d'arrière en avant et de haut en bas ; enfin, se continuant avec la muqueuse du prépuce, la peau du prépuce dirigée d'avant en arrière et de haut en bas.

Le prépuce et le gland ne doivent pas adhérer ensemble, et lorsqu'ils ont contracté quelque adhérence, cela tient à des états pathologiques que je signalerai dans ce travail.

Chez bon nombre de sujets, le prépuce se présente avec un étranglement vers son extrémité libre ; étranglement qui constitue le phimosis congénital dont l'étude fera l'objet de ce travail. Me basant sur cette connaissance que la peau du prépuce n'entre pour rien dans la constitution du phimosis, mais que la muqueuse seule est cause de l'étranglement de l'extrémité libre du prépuce, je proposerai un petit appareil et une légère opération qui consistera en trois incisions qui amènent, faites comme je l'indiquerai plus loin, la réduction des phimosis congénitaux.

Entre la lame cutanée et la lame muqueuse du prépuce, le tissu cellulaire est d'une telle laxité qu'il permet au prépuce de se dédoubler, lorsqu'on découvre le gland en portant la peau en arrière : c'est ce qui constitue ce qu'on appelle vulgairement le décalottement du gland ; décalottement qui ne peut pas avoir lieu dans les cas de phimosis congénital. Le gland n'est encore couvert en aucun point par le prépuce vers le troisième mois et demi de la grossesse ; mais, à partir du quatrième mois, le prépuce commence à envahir le gland petit à petit et continue son envahissement jusqu'à ce qu'il soit arrivé à le couvrir complétement, ce qui a lieu vers le sixième mois environ de la vie intra-utérine.

Le prépuce s'applique alors d'une façon si intime sur le gland qu'il est impossible de le rejeter en arrière de la couronne, car son orifice est en ce moment d'une étroitesse fort remarquable.

Dans l'état normal chez le fœtus, il y a donc paraphimosis pendant la première moitié environ de la vie intra-utérine et phimosis pendant la seconde. Lorsque l'enfant vient au monde, le prépuce est ordinairement très-allongé et appliqué d'une façon exacte sur le gland, ce qui fait que la verge se termine en pointe. Le cas où des enfants viennent au monde sans prépuce est des plus rares. Ce repli cutané diminue cependant avec l'âge au fur et à mesure du développement plus considérable du gland.

Chez les vieillards le prépuce abandonné par le gland et les corps caverneux qui se flétrissent et se retirent en arrière, devient de plus en plus long. Il forme un poche flasque et ridée dont l'ouverture se rétrécit successivement, et dans laquelle s'accumule une partie de l'urine excrétée. Les accidents qui résultent de cette disposition anatomique seront traités plus loin.

Les artères qui sont plus ou moins considérables suivant les sujets viennent, les unes, de l'artère dorsale de la verge, les autres, plus rares, de l'artère des corps caverneux.

Les veines se rendent à la dorsale de la verge.

J'ai décrit plus haut les vaisseaux lymphatiques du frein : il ne me reste donc plus qu'à parler des lymphatiques du prépuce qui n'offrent rien de remarquable. Ils se rendent aux troncs dorsaux dont j'ai déjà parlé à propos du gland.

Les nerfs viennent de la branche dorsale de la verge.

A la partie supérieure de la membrane muqueuse du prépuce, se trouvent les glandes de Tyson précédemment décrites, beaucoup plus nombreuses dans cette muqueuse qu'à la couronne du gland, où, comme je l'ai dit, M. Sappey nie leur existence.

HISTORIQUE.

Lorsqu'on veut rechercher l'origine de la circoncision et faire son histoire jusqu'à nos jours, ce travail devient difficile, parce que peu d'auteurs ont écrit sur ce sujet et ensuite parce qu'il est très-difficile de se procurer ces auteurs. Je vais essayer de faire une partie de ce travail avec les quelques documents que j'ai pu avoir entre les mains, laissant encore beaucoup à faire à ceux qui voudraient, après moi, compléter l'ébauche que je vais faire.

La source la plus ancienne où l'on puisse puiser, est la Genèse : viennent après, le livre des Prophètes, le Thalmud et les auteurs grecs et latins. La première opération de circoncision qui soit incontestable, est celle qu'Abraham fit à son fils, 1941 ans avant Jésus-Christ. Ce fait me paraît constituer à lui seul, par son authenticité, la priorité que beaucoup d'auteurs ont donnée aux Juifs.

D'autres auteurs, et parmi eux, Michel Lévy, ont voulu faire remonter cette coutume aux Égyptiens, disant que les Juifs n'avaient fait que la leur emprunter. Beaucoup de discussions, dans lesquelles je ne veux pas entrer, parce qu'elles me mèneraient trop loin de mon sujet, se sont élevées ; beaucoup de documents ont été produits. Voltaire, se basant sur des raisons plus spécieuses que concluantes, attribue aux Égyptiens l'invention de la circoncision. Mais Malgaigne admet l'origine juive, et je suis de son avis, car je ne trouve aucun monument chez les Égyptiens, avant Hérodote, dont les écrits sont postérieurs de 1400 ans à Abraham, et de 900 ans à Moïse.

Cette coutume s'est transmise des Juifs aux Égyptiens, et ensuite aux Assyriens, aux Perses, aux Éthiopiens et aux Abyssiniens, par suite des rapports fréquents que ces différents peuples ont eus ensemble, pendant les guerres de l'antiquité.

Caractère distinctif de la race juive, signe indélébile de ce peuple jadis puissant, aujourd'hui dispersé, la circoncision s'est conservée chez lui, malgré les épreuves les plus dures et les persécutions les plus cruelles. Bien plus, les juifs ont réussi à la répandre, plus ou moins, en Afrique, en Asie-Mineure et dans d'autres pays où ils sont nombreux.

Ces persécutions commencent avec Antiochus, mais le peuple hébreu reste fidèle à ses traditions, et quoique la circoncision éprouve dans sa forme quelques modifications dictées par la science ou par un sentiment d'humanité, elle n'en est pas moins la circoncision ordonnée par la religion juive.

L'an 116 de J.-C., les Juifs venaient de traverser une période terrible, mais cent ans de persécution n'avaient fait que les confirmer dans leurs croyances : la circoncision existait toujours, puisqu'à cette époque, il en est fait mention comme d'une chose qui leur fut défendue par un édit.

Cet édit était encore en vigueur sous Antonin. Les Juifs, mécontents de cette mesure, prirent les armes malgré de récents désastres. Ils furent défaits par les armées de l'empereur, qui les traita pourtant avec modération, et leur rendit le privilége, dont la perte avait excité le soulèvement.

Ils jouirent de quelques années de repos jusqu'au règne de Constantin. Ce prince recommença les persécutions et ordonna que tout Juif qui ferait subir la circoncision à un esclave serait puni de mort. Le coup le plus terrible porté à la circoncision le fut par Justinien, qui interdit aux Juifs d'élever leurs enfants dans leurs croyances. Il est à présumer que, par suite de ce décret, la circoncision fut moins rigoureusement pratiquée. Cet édit fut renouvelé et exécuté avec plus de violence par le concile de Tolède, vers le milieu du vıı^e siècle.

Un siècle plus tard, on voit Charlemagne et Louis le Débonnaire accorder aux Juifs leur protection. Saint Bernard recommande de les traiter avec douceur, mais l'Inquisition les replonge dans un abîme de maux. Les persécutions au XVe siècle ne furent pas plus efficaces qu'aux siècles passés, et la circoncision ne fut jamais plus fréquemment pratiquée qu'à cette époque.

Du reste, la dispersion des Juifs n'a point fait disparaître parmi eux l'usage de la circoncision ; on la retrouve jusque chez les Juifs chinois, dont plusieurs familles habitaient la Chine deux siècles avant notre ère (Pardessus, des Guignes), jusque chez les Juifs américains, riches planteurs ou négociants opulents, que l'on accuse ne pas suivre rigoureusement les rites prescrits par Moïse. « Mais, si un certain nombre de coutumes israélites ont été abandonnées, la circoncision, monument indestructible des premiers jours du monde, a résisté au torrent du temps qui détruit tout. Phénomène de persévérance sans exemple dans l'histoire et qui devait attirer l'attention de notre époque sur cette institution.»

Dans les temps modernes, le Juif Mendelshon porte le premier coup au Thalmud ; de là deux sectes : les Thalmudistes et les Neumodisch ; la réforme religieuse marche à grands pas, fait des progrès immenses. Les Neumodisch renient le Thalmud, n'attendent ni ne désirent le Messie, reconnaissent pour patrie le pays où ils sont nés, mais ils restent fidèles à la circoncision. En 1789, sonne enfin pour les Juifs l'heure de l'affranchissement et le culte juif est reconnu. L'Italie elle-même n'est pas étrangère à ce mouvement.

Les Juifs pratiquent cette opération chez l'enfant, le huitième jour après sa naissance, à moins que l'enfant ne soit jugé trop faible pour supporter l'opération.

Quoique la circoncision soit obligatoire chez les Musulmans, comme elle n'est pas considérée comme un dogme religieux, ils peuvent s'abstenir de se faire pratiquer cette opération, et Mahomet semble la repousser. Ils font circoncire leurs enfants entre 10 et 14 ans. Pour ce peuple, c'est plutôt une nécessité sociale qu'un article de foi.

A la Nouvelle-Zélande et à Otaïti, on rencontre aussi la circoncision ; mais elle n'est pas aussi généralement répandue que chez les peuples dont j'ai parlé plus haut, et chez eux il est aussi difficile d'assigner une origine à cette coutume que de comprendre comment elle s'y est répandue, tandis que chez les Juifs, c'est un précepte religieux, chez ces peuples, c'est, je crois, la question hygiénique qui les pousse à se faire faire cette opération.

M. Stanislas Julien m'a dit que cette opération se pratiquait dans une tribu établie en Chine, dans le Thibet ; mais cette tribu n'est pas chinoise, elle est d'origine musulmane.

En Océanie et à Madagascar, cette opération est assez répandue pour que je doive la signaler ici ; mais on ne sait pas si chez ces peuples elle ne vient pas des Juifs qui ont pénétré dans ces contrées.

De nos jours, la circoncision est donc une opération qui est connue chez tous les peuples des cinq parties du monde, mais chez le plus grand nombre, il n'y a que les Juifs établis dans ces pays qui la pratiquent.

Quelques dissidents, appelés Noécides, ont trouvé de nos jours des imitateurs dans une secte née en Allemagne qui, à leur exemple, proscrit la circoncision.

QUELQUES MOTS SUR LA QUESTION, COMME ENTRÉE EN MATIÈRE.

La circoncision qui a presque complétement disparu de nos mœurs, et que l'on ne pratique que dans les cas pathologiques, devrait bien être mise en honneur par les médecins, car cette opération serait un excellent préservatif contre les maladies vénériennes qui infectent nos grands centres industriels dans une proportion alarmante pour la société.

Peu nombreux sont ceux qui échappent à la syphilis dans les grandes villes, où l'on trouve cependant bien assez d'autres causes de détérioration de l'espèce humaine. Je ne veux pas parler dans cette thèse de toutes ces causes de détérioration, le champ en est trop vaste pour que je puisse en entreprendre l'étude dans un travail de la nature de celui que je fais. J'indiquerai comment la circoncision peut préserver de la syphilis, laissant à d'autres le soin d'indiquer les différents moyens qu'il faut employer pour empêcher la décadence physique et morale dont on accuse, peut-être à raison, notre génération.

Je viens de parler de la syphilis, mais, dans le cours de ce travail, j'espère démontrer que, pour plusieurs raisons encore, la circoncision devrait être pratiquée sur tous les sujets mâles avant la puberté ; je rechercherai à quel âge il convient le mieux de pratiquer cette opération, et si la circoncision est préférable aux autres procédés opératoires du phimosis ; si l'on ne pourrait pas faire cette opération par un procédé plus avantageux que ceux qui ont été mis en vigueur jusqu'à nos jours, et s'il ne serait pas possible, enfin, de pratiquer une opération simple, conservant leur prépuce à ceux qui y tiennent, tout en les préservant d'une partie des inconvénients résultant du phimosis congénital. Cette opération que l'on pratiquait chez les nouveau-nés, d'après la loi de

Moïse, quoique Jésus-Christ lui-même eût été circoncis, a été abandonnée par ses disciples. Ont-ils eu raison ? Je veux essayer de démontrer le contraire dans le cours de ce travail, car je crois pour ma part, que les services que rendrait la circoncision seraient presque aussi nombreux que ceux que rend la vaccine : et je regarderais comme une aussi grosse faute de la part des générations futures de laisser tomber en désuétude l'usage de la vaccine, que je regarde comme une grosse faute de la part des générations qui nous ont précédés, de n'avoir pas conservé cette excellente tradition. J'espère bien qu'elle sera reprise par notre génération, ou par une génération très-rapprochée de nous.

En médecine, on ne doit pas seulement rechercher les moyens de guérir l'homme malade, on doit aussi rechercher ceux qui peuvent prévenir le mal. L'hygiène s'occupe spécialement des moyens à employer pour préserver l'homme de la maladie ; l'hygiène devient donc par ce fait une des branches les plus importantes de la médecine. Chaque fois que l'on peut, par des moyens simples et à la portée de tout le monde, empêcher la maladie, on doit se servir de ces moyens.

Il est du devoir du médecin d'indiquer et de mettre en honneur les moyens propres à atteindre ce but.

L'inoculation du virus variolique et plus tard du virus vaccinal, a préservé notre génération, comme elle préservera les générations futures, d'une maladie dont les ravages furent si grands aux siècles derniers.

La circoncision peut rendre des services tout aussi grands à la société. En circoncisant les enfants avant la puberté, on supprimerait un certain nombre de maladies que je vais passer en revue ; on faciliterait le traitement d'un certain nombre d'autres, et on en rendrait quelques autres plus rares ; c'est ce que je vais chercher à démontrer.

MALADIES NECESSITANT LA CIRCONCISION

ATRÉSIE DU PRÉPUCE.

Il arrive quelquefois que l'enfant, en venant au monde, n'a pas d'orifice préputial. Ce cas, du reste fort rare, porte le nom d'imperforation ou d'atrésie du prépuce.

L'atrésie du prépuce peut être considéré comme le plus haut degré du phimosis. On reconnaît l'existence de l'atrésie à ce que l'enfant ne mouille pas ses langes : puis on voit l'urine s'accumuler dans la cavité du prépuce, et faire acquérir à cet organe de telles proportions, que l'on peut voir la verge et le scrotum s'effacer par suite des progrès que peut faire l'urine. Dès le début, et pendant tout le cours de la maladie, la tumeur que l'on remarque est fluctuante, lisse et blanche. Elle peut même dans certains cas devenir transparente. Lorsqu'un enfant est atteint de cette difformité, il montre, par ses cris continuels, l'état de souffrance dans lequel il est constamment. Il n'y a qu'un moyen de parer à cet inconvénient, c'est de ponctionner la tumeur et de faire la circoncision aussitôt que possible.

Boyer rapporte l'observation suivante :

«Un enfant âgé de 2 mois et demi, n'avait aucune appa-
«rence de verge ni de testicules ; il lui était survenu depuis
«sa naissance, au-dessous de la symphise des os pubis, une
«tumeur ovalaire de la grosseur d'un œuf de poule, et qui
«était ulcérée, rouge, très-humide à la partie moyenne de
«sa surface. La peau formait autour de l'ulcère un bourrelet
«calleux. En pressant la tumeur dans sa circonférence, on
«sentait une sorte d'ondulation, et il suintait des gouttelettes
«de sérosité par de petits trous de l'ulcère. On avait regardé
«cette tumeur comme un cancer qui avait rongé, détruit les
«organes de la génération, et qui était incurable ; un examen
«plus attentif fit voir qu'elle n'était ni cancéreuse, ni incu-

«rable, et qu'elle ne dépendait que de l'imperforation du
«prépuce, ou de l'extrême étroitesse de son ouverture ; que
«la sérosité qui suintait était de l'urine, et qu'il fallait faire,
«dans le centre de l'ulcère, une incision qui pénétrât jusque
«dans la poche où l'on sentait une sorte d'ondulation. Cette
«incision étant faite sur-le-champ, il s'écoula peu de sérosité ;
«mais, en comprimant le tumeur, il en sortit une humeur
«semblable à de la bouillie claire. On agrandit suffisamment
«l'ouverture pour voir le fond de la poche, et l'on y trouva le
«gland dont la surface était excoriée, ainsi que l'intérieur du
«prépuce. On conseilla des injections émollientes, ainsi que
«des soins de propreté. Cet enfant, qui n'avait presque pas
«cessé de crier depuis sa naissance, qui était toujours agité,
«devint tranquille, et urina abondamment sans efforts. Il fut
«guéri complétement au bout d'un mois. La verge prit sa
«forme naturelle, et les testicules se trouvèrent dans le scro-
«tum. »

Je dois à M. le professeur Pajot, une observation que je vais
citer. Quoique cette observation ne soit pas, à proprement
parler, une atrésie du prépuce, je la cite ici parce que les
désordres produits auraient été les mêmes que dans l'observation de Boyer, si M. Pajot n'était pas intervenu de suite.

M. Pajot accoucha une femme d'un enfant mâle, qui avait
une *agglutination* du prépuce. L'enfant resta vingt-quatre
heures sans uriner, et l'urine accumulée entre le prépuce et
le gland, formait une tumeur grosse comme une noix.

M. Pajot, en voyant cette tumeur, examina très-attentive-
ment la verge de l'enfant, et, comme il lui sembla qu'il n'y
avait pas atrésie du prépuce, mais simplement agglutination
de l'orifice préputial, il prit un stylet mousse, avec lequel il
put faire cesser l'accolement des bords de l'orifice préputial,
et faire uriner l'enfant sans avoir une goutte de sang. Tout
rentra dans l'ordre après cette petite opération.

Toutes les recherches que j'ai pu faire pour trouver un cas analogue à celui de Boyer, ont été infructueuses. J'ai consulté plusieurs médecins qui ont vu beaucoup d'enfants, soit comme accoucheurs, soit comme médecins des enfants, aucun d'eux n'a observé l'atrésie du prépuce.

Il serait donc très-important de rechercher si l'atrésie du prépuce existe réellement, et si, dans le cas que l'on prend pour de l'atrésie, on n'est pas en présence d'une simple agglutination de l'orifice préputial, et non d'une imperforation du prépuce.

ÉTROITESSE DE L'ORIFICE DU PRÉPUCE.

On rencontre un certain nombre de sujets chez lesquels l'orifice préputial est très-étroit. Cette étroitesse est généralement d'autant plus grande que le prépuce est plus long. Dans ces cas, l'urine s'écoule difficilement et vient s'accumuler dans la cavité préputiale, comme dans un réservoir. Le sujet porteur de cette infirmité est obligé de comprimer dans main l'extrémité du pénis pour faire évacuer l'urine de ce réservoir où elle est venue anormalement se loger. On trouve rapportée dans un journal allemand l'observation d'un phimosis congénital tellement prononcé que la plus petite sonde ne pouvait pénétrer dans la cavité préputiale. D'après ce journal, le sujet affecté de cette infirmité était un jeune homme de 20 ans, chez lequel l'ouverture allant en se rétrécissant de plus en plus, à mesure qu'on approchait de l'extérieur, le limbe s'embarrassait. L'urine, en s'accumulant dans le prépuce, le distendait douloureusement et principalement lorsque ce jeune homme s'était retenu un certain temps et que la vessie était plus pleine. Par suite de la douleur qu'éprouvait le patient, il s'efforçait de retenir les urines le plus longtemps possible, afin d'éloigner l'époque de ses douleurs, ne s'apercevant pas que sa vessie prenait des proportions considérables. On pratiqua la circoncision, et on vit l'urine sortir par un jet de la grosseur du petit doigt. Le jet n'était pas lancé, il tombait presque perpendiculairement à l'orifice uréthral. L'auteur de l'article attribue cela à la prédominance du diamètre uréthral sur le diamètre de l'orifice du col vésical.

Dans des circonstances semblables, la projection du sperme devenait chose impossible, ce qui fait dire à Vidal (de Cassis) qu'il ne pouvait pas y avoir projection fécondante.

Je crois que, si le sperme du sujet était doué de ses qualités fécondantes, il était apte à la reproduction, malgré cette infirmité, la fécondation étant due aux spermatozoaires, et non à la projection du sperme dans l'orifice utérin. Il est aujourd'hui des cas bien établis, où, sans intromission du pénis, du sperme déposé à l'entrée de la vulve d'une femme même encore vierge, les spermatozoaires ont franchi le vagin et sont arrivés jusqu'à l'ovaire. Si donc le sperme était de bonne qualité, et si le jeune homme dont il vient d'être fait mention pouvait arriver à l'intromission du pénis et à l'éjaculation, il était apte à la reproduction, à moins que le sperme restât complétement entre le prépuce et le gland.

Le nommé G. M..., garçon perruquier, âgé de 16 ans, est entré au mois d'août 1869 à l'hôpital Saint-Éloi, de Montpellier. Il entrait avec un phimosis congénital aggravé d'une étroitesse extrême de l'ouverture préputiale. Sur la pièce desséchée, que m'a montrée un de mes amis qui a gardé l'extrémité de ce prépuce, en le distendant avec des épingles sur une plaque de liége, afin de conserver à l'orifice du prépuce les dimensions qu'il avait pendant la vie, j'ai constaté que cet orifice n'avait que de 7 à 8 dixièmes de millimètre de diamètre.

L'émission de l'urine et du sperme n'avait pas lieu, et, après leur sortie de l'urèthre, ils allaient s'accumuler dans la cavité préputiale, ce qui nécessitait une intervention de la part de ce jeune homme. Il comprimait l'extrémité du pénis avec la main, et, sous l'impulsion de cette force, il projetait l'urine, en un filet très-fin, jusqu'à la distance de 3 ou 4 mètres, suivant qu'il exerçait une pression plus ou moins forte. Le malade disait que, s'il n'avait pas employé ce moyen, l'urine ne serait sortie que goutte à goutte ; ce qui a été constaté, du reste, par l'étudiant qui me communique cette observation. Ayant eu plusieurs fois des rapports avec les femmes, ce jeune homme a dit encore qu'il était obligé d'employer le même procédé que pour l'urine, pour faire sortir le sperme de la cavité préputiale, et qu'il empêchait le séjour des parties de sperme qui auraient pu y rester par une émission immédiate d'urine.

M. Eustache, interne de l'hôpital Saint-Éloi, pratiqua la circoncision par la méthode de Vidal de Cassis. On fit une application de dix serre-fines. La nuit, le malade eut des érections qui l'empêchèrent de dormir, par suite des douleurs vives qu'il éprouva. Plusieurs serre-fines furent dérangées ; on les remplaça et on fit au malade des applications locales d'eau fraîche. La partie de la plaie qui cicatrisa la première fut celle voisine du frein. La muqueuse et la peau se réunirent par première intention. Dans le reste de la plaie il y eut un peu de suppuration, et la marche vers la cicatrisation demanda quinze jours. Au bout de ce temps l'opéré sortit de l'hôpital, ayant encore une petite plaie circulaire située à la région dorsale et à peu près sur la ligne médiane, à l'endroit, du reste, qui avait été le plus mortifié par le déplacement des serre-fines qui eut lieu dans la nuit qui suivit l'opération.

G. M... est revenu huit jours après sa sortie de l'hôpital, n'ayant plus trace de la plaie. On ne constata qu'un peu de tuméfaction et un peu de rougeur sur le bord du tissu inodulaire. La guérison complète fut donc, dans ce cas, de trois semaines.

Il est arrivé dans certains cas que, par suite du phimosis congénital, si le frein surtout vient s'insérer au méat urinaire et le tire en bas, l'orifice de l'urèthre et celui du prépuce ne correspondent plus. Leurs centres ne se trouvant pas situés sur le même axe, l'émission de l'urine et du sperme ne peut pas se faire régulièrement. Il faut pratiquer la circoncision ou le débridement du prépuce, et couper filet.

CALCULS DU PRÉPUCE.

Dans les cas que je viens d'indiquer précédemment, il peu; y avoir formation de calculs urinaires autour du gland.

Le Dr Thorel, dans sa thèse inaugurale (exploration du Mékong el de la Cochinchine, Parie, 1870), rapporte sur les calculs du prépuce l'observation suivante :

«Pendant notre séjour à Bassac (Laos inférieur), on nous amena un jeune laotien de 8 ans, atteint de phimosis congénital qui présentait à l'intérieur du prépuce un corps dur, ovoïdal, du volume d'un œuf de poule environ dont le développement avait commencé deux ans auparavant. L'enfant souffrait beaucoup au moment de l'émission des urines, qui avait lieu très-lentement et presque goutte à goutte. A la palpation, on ne trouvait pas le gland, mais il était facile de reconnaître qu'en avant de lui existait un corps pierreux inclus dans le prépuce. L'introduction d'uu stylet dans cet organe n'ayant laissé aucun doute sur la nature de la tumeur, l'extraction fut résolue et pratiquée séance tenante par le Dr Joubert. Dès que ce chirurgien eut fait une incision longitudinale à la partie supérieure du prépuce, nous vîmes une masse calculeuse qui tomba pour ainsi dire d'elle-même ; elle était composée par une agglomération de 64 calculs parfaitement accolés les uns aux autres. Les calculs extérieurs étaient polyédriques, avec une face extérieure convexe, de façon à former un corps ovoïdal lisse extérieurement; ceux du centre étaient sphériques, et c'était surtout à travers les intervalles qui existaient entre eux que filtrait l'urine : ils étaient tous blanchâtres, sensiblement égaux, ayant 5 à 6 millimètres de diamètre et formés de couches concentriques très minces.

« Le prépuce, qui était très-endurci, fut retranché en grande partie par une incision circulaire. Quant au gland, qui occupait la partie inférieure de la masse pierreuse, il était ratatiné, déformé, et réduit de volume de plus de moitié. Les suites de l'opération furent très-heureuses. »

M. Terrier a eu l'obligeance de me faire voir ces calculs sur lesquels je n'ai rien à ajouter à ce qu'en a dit le Dr Thorel dans sa thèse.

Je trouve dans la *Gazette des hôpitaux*, du 31 mars 1840, une observation prise sur un malade couché dans le service de Velpeau. Ce malade était affligé d'un phimosis congénital, qui rendait assez difficile l'émission des urines qui, en séjournant dans la cavité préputiale, avaient donné naissance à des amas de concrétions calculeuses. Velpeau fit l'incision en dessous, et le malade n'eut pas d'accidents à la suite de l'opération; la guérison se fit aussi rapidement que dans les cas de phimosis congénitaux simples.

Dans les analyses de ces calculs, on a trouvé qu'ils étaient formés, les uns, d'acide urique, les autres, d'urate d'ammoniaque et de phosphate ammoniaco-magnésien. Dans d'autres enfin, le mucus endurci entrait pour la plus grande partie dans leur composition.

Le diagnostic des calculs préputiaux est des plus simples; ou constate leur présence par la dureté de la tumeur quand le calcul est unique, et par la crépitation jointe à la dureté, lorsque cette tumeur est formée de calculs multiples. Dans le cas rapporté par le Dr Thorel, comme les calculs étaient réunis par du mucus, l'urine filtrait entre eux. Dans le cas où il est unique, l'urine passe par un orifice quelconque s'il en existe un ; dans le cas contraire, elle contourne le calcul pour gagner l'orifice du prépuce. La plupart des pierres préputiales que j'ai eu l'occasion de voir, sont d'un blanc sale ou d'un gris cendré ; elles sont faciles à briser.

M. Duméril a trouvé un calcul préputial arrivant au poids énorme de 225 grammes.

On n'a pas d'autres moyens de parer à cet inconvénient que la circoncision.

BALANITE ET ADHÉRENCES.

Le séjour prolongé de la matière sébacée entre le prépuce et le gland peut amener en certains endroits des destructions partielles des muqueuses et des adhérences du prépuce et du gland. Le siége favori de ces adhérences est la couronne. On ne rencontre du reste ces adhérences que chez les sujets peu soigneux ou sur ceux dont le phimosis est un obstacle aux soins de propreté que tout homme soigneux de sa personne devrait se donner quotidiennement.

J'ai connu à Montpellier (1866-1867), un jeune homme âgé de 20 ans, commissionnaire en vins, qui réclama mes conseils à deux reprises différentes, pour deux blennorrhagies qu'il eut en peu de temps. Les deux fois je le débarrassai assez vite, et je lui donnai, chaque fois qu'il vint me rendre compte de l'effet du traitement, le conseil de se faire circoncire.

A cette époque, je pensais déjà au travail que je fais aujourd'hui et j'observais les cas de phimosis congénitaux que je trouvais. Ayant donc examiné ce jeune homme, il me sembla sentir à travers le prépuce, sur le pourtour de la couronne, comme des noyaux légèrement indurés qui me firent penser à des adhérences. J'insistai de nouveau auprès de lui pour qu'il se fît circoncire, ne voulant pas assumer sur moi, à cette époque encore peu avancée

de mes études, la responsabilité de cette opération. Je lui si-
gnalai qu'il serait possible qu'on trouvât des adhérences qu'on
serait obligé de rompre, ce qui parut lui inspirer, je dois le
dire, une certaine crainte que mon conseil ne fût pas bon. Je
partis de Montpellier, et le hasard m'a fait retrouver ce jeune
homme à Paris où il est aujourd'hui commissionnaire en vins.
Il me raconta qu'après mon départ, étant allé trouver le
Dr Benoist, professeur d'anatomie à Montpellier, pour une
blennorrhagie, ce professeur le guérit et lui donna le conseil
que je lui avais déjà donné; il se laissa convaincre cette fois, et
M. Benoist pratiqua l'opération par le procédé de Vidal (de
Cassis). La guérison fut rapide et quand M. Benoist vint le
voir, la cicatrication étant terminée, il lui parla de rompre les
adhérences. Le malade lui dit qu'il irait le revoir pour cela,
mais que pour le moment il ne pouvait pas interrompre ses
affaires plus longtemps et garder la chambre.

Quand je l'ai revu pour la première fois à Paris, il me
montra les adhérences qui existaient. Il y en avait quatre.
Une plus étendue sur la ligne médiane, deux sur le côté droit
et une à gauche. On pouvait introduire sous elles un petit
stylet en argent; mais il ne voulait pas entendre parler de la
petite opération qui restait à faire. Les trois adhérences latérales se sont rompues en plusieurs fois pendant le coït et la
quatrième a été détruite par un chancre mou, pour lequel je
l'ai traité, ce qui m'a permis d'avoir cette observation complète.

Je pourrais rapporter plusieurs observations du même
genre; mais je trouve que celle-ci montre suffisamment l'utilité de la circoncision pour les sujets qui ne peuvent pas
arriver au décalottement. Le jeune homme dont je viens de
parler en a été quitte à bon marché, mais les adhérences en
se rompant l'exposaient à attraper une syphilis constitution-
nelle. En tout cas, s'il eût été circoncis, et si les adhérences
eussent été rompues chez lui, il n'eût certainement pas eu de

blennorrhée ni le chancre mou qui résulta de la rupture de son adhérence.

Guersant, dans ses cliniques à l'hôpital des enfants, conseillait de pratiquer la circoncision le plus tôt possible, afin d'éviter les adhérences.

IMPUISSANCE PAR SUITE D'ÉTROITESSE DE L'ORIFICE PRÉPUTIAL.

J'ai raconté plus haut l'observation d'un garçon coiffeur, qui, par suite de l'étroitesse de son prépuce ne pouvait pas accomplir la miction ni l'éjaculation. Quand l'orifice préputial est trop étroit pour que l'éjaculation se fasse au dehors, c'est-à-dire lorsque le sperme reste entre le prépuce et le gland, il est évident qu'il ne peut pas y avoir fécondation, et que l'individu atteint de cette infirmité ne pourra pas avoir d'enfants, puisqu'il ne pourra pas arriver à l'accomplissement de l'acte par lequel l'espèce humaine se perpétue. Il deviendra donc nécessaire pour parer à l'impuissance dans ce cas, de pratiquer la circoncision ou le débridement du phimosis.

On trouve dans les mémoires de Léonard, coiffeur de la reine Marie-Antoinette, l'histoire suivante : « Lorsque Mme la « comtesse d'Artois eut donné le jour à un gentil prince « qu'on nomma le duc d'Angoulême, il se trouva tout natu- « rellement que cette altesse au maillot était l'héritier pré- « somptif de la couronne, puisque cinq ans s'étaient écoulés « depuis le mariage du roi, sans que la couche de Marie- « Antoinette eût été féconde. Louis XVI, il faut en convenir, « ne paraissait pas tenir beaucoup à ces douces prérogatives « de l'hymen à l'aide desquelles les familles se perpétuent ; « mais la naissance d'une fille de France dans un autre lit « que celui de la reine, excita à tel point son mécontentement, « qu'il fit venir son premier chirurgien et l'interpella rude- « ment sur les causes qui pouvaient empêcher la reine de de-

« venir mère. « Sire, répondit le docteur, ceci ne vient pas
« d'une cause, mais d'une absence de cause.

— « Parlez plus clairement, monsieur.

« Je le veux bien, sire, je dirai donc à Votre Majesté que,
« dans sa situation actuelle, sa postérité peut être, sinon
« impossible, du moins très-difficile et peu probable.

— « Ah! ah! et que me manque-t-il donc?

— « Rien, sire, bien au contraire.

— « Ah! ça, vous avez juré de ne parler que par énigmes?

— « Je vais me faire comprendre de Votre Majesté en lui
« déclarant que, pour devenir père, il est, je crois indispen-
« sable qu'elle se soumettre à la légère opération consacrée
« par la fête du 1er janvier de chaque année.

— « Bah! c'était bon pour les Juifs.

— « Sire, les Juifs n'étaient pas pourvus d'une organisa-
« tion différente de celle des autres nations; mais la sagesse
« de leurs lois avait prévu que parmi eux l'opération dont il
« s'agit serait généralement nécessaire, pour que la popula-
« tion se maintînt. Les Mahométans qui vivent sous le même
« ciel, ne l'ont pas jugée moins utile, et quoique chez nous
« ce moyen ne soit qu'accidentellement indiqué par la science,
« il arrive souvent qu'il se présente comme ressource indis-
« pensable. C'est le cas que je remarque dans l'organisation
« physiologique de votre Majesté.

— « Et vous croyez, docteur, qu'il faudrait.....?

— « Faire à Votre Majesté l'opération célébrée le 1er jan-
« vier.

— « Diable, mais ce n'est pas trop agréable... Et vous
« pensez qu'ensuite la reine deviendrait mère?

— « Il y a lieu de le présumer.

— « En ce cas, je me soumetterai à cela, mais j'aurais
« mieux aimé rester comme je suis; je vous le dis franche-
« ment.

— « Il serait à craindre que la couronne ne passât un jour
« dans la maison d'Artois.

— « Ou dans celle de Provence ?

— « Oh ! quant à celle-ci, je puis assurer à Votre Majesté,
« qu'il n'y aura jamais de raison suffisante de postérité.

« Le roi se prit à éclater de ce rire bourgeois qu'on lui
« connaissait, puis il reprit :

— « Monsieur le premier chirurgien, je vous ferai savoir
« sous peu de jours ma dernière volonté et le moment que
« j'aurai fixé pour votre diable d'opération.

— « Je serai toujours aux ordres de Votre Majesté.

— « Parbleu ! je le sais bien : vous autres chirurgiens, vous
« ne demandez que l'occasion de couper et rogner.

« Le jour et l'heure furent fixés pour l'opération qui
« n'eut cependant pas lieu, et le roi eut pourtant trois en-
« fants. »

Dire que le phimosis congénital entraîne fatalement l'impuissance, ce n'est pas vrai ; mais il peut nuire dans beaucoup
de cas à la fécondation, et dans quelques cas beaucoup plus
rares encore, il peut, peut-être, empêcher complétement que
cette fécondation puisse jamais avoir lieu. Malgré la quantité
minime de semence, riche en spermatozoaires, qui est nécessaire pour féconder la femme, encore est-il nécessaire que
cette partie minime pénètre dans le vagin. Lors donc que par
son étroitesse, le prépuce ne permettra pas la plus petite
émission de sperme, il y aura impuissance.

Louis XVI eut trois enfants, mais il est probable que par
suite de rapprochements sexuels répétés, l'orifice préputial
fut dilaté suffisamment, ce qui arrive dans un certain nombre de cas, et comme conséquence de cette dilatation la semence fécondante pouvant être déposée dans le vagin il lui
fut possible d'avoir des héritiers. Cela prouve seulement que,
puisqu'il n'y avait impuissance ni du côté du roi, ni du côté

de la reine, si Louis XVI eût été circoncis comme le conseillait le Dr Louis, il eût eu de la postérité plusieurs années plus tôt, ce qui, dans certaines circonstances peut, offrir des avantages réels et assez sérieux pour occuper l'esprit d'un chef de famille se trouvant dans le cas du roi.

INSERTION VICIEUSE DU FREIN

Rarement l'insertion du frein se fait dans l'intérieur du canal de l'urèthre ; mais lorsque ce cas se produit, l'érection est douloureuse et le coït presque impossible. Il n'y a pas d'autres moyens à employer que la section du filet, et lorsque l'orifice préputial est trop étroit, on doit d'abord pratiquer la circoncision ou le débridement du phimosis.

ABSENCE PARTIELLE DU PRÉPUCE.

Quelquefois il n'existe qu'un lambeau de prépuce. J.-L. Petit rapporte l'observation d'un homme nouvellement marié « cui adeo tota inferior ac lateralis pars preputii « deerat, ut quod supererat ad instar alterius mensulæ glandi « propendens immineret, illamque digito transverso exce- « deret. »

Comme il devient impossible, dans un cas semblable, de remplir les devoirs conjugaux, l'amputation du lambeau devient indispensable ; c'est du reste à ce parti que s'arrêta J.-L. Petit.

PERFORATION DU PRÉPUCE

On a remarqué quelquefois des perforations du prépuce. Ces perforations résultaient d'un chancre, et étaient habituellement à la région dorsale. Le gland sortait par l'orifice qu'avait créé le chancre, et la portion restante du prépuce pendait en dehors du gland.

On doit, dans les cas de cette nature, remédier le plus tôt possible à ce vice, par l'ablation du prépuce, car le coit devient impossible pour les individus porteurs de cette infirmité.

CANCER DU PRÉPUCE

La compression exercée par l'accumulation de la matière sébacée ou par des calculs peut déterminer la dégénérescence cancéreuse, squirrheuse et même cartilagineuse du gland et du prépuce. Un cas de cette nature s'est rencontré à l'hôpital des Cliniques dans le service de M. Nélaton en 1845.

Roux, Hey et quelques autres praticiens ont observé que le phimosis congénital prédispose à cette dégénérescence. Je ne veux dire que quelques mots de la dégénérescence cancéreuse ayant son origine sur le prépuce, cette forme me paraissant la seule qui rentre dans mon étude.

Le cancer du prépuce commence habituellement par un noyau, perceptible pour l'observateur, dans l'épaisseur du prépuce ou par un épanouissement de ce repli de la peau, ressemblant assez à son hypertrophie. Bientôt on voit s'élever des bosselures dont le sommet s'ulcère et rend un ichor qui ne laisse plus au praticien le moindre doute sur la nature de la maladie en présence de laquelle il se trouve. On voit peu à peu l'ulcération s'étendre en tous sens ; quelquefois elle s'arrête du côté des corps caverneux, empêchée dans sa marche par l'enveloppe fibreuse qui les protége. Il suffit dans ce cas de pratiquer l'ablation d'une partie de l'enveloppe de la verge. Lorsqu'on a trop attendu, et que l'amputation de la verge devient nécessaire, l'opération en présence de laquelle on se trouve acquiert un très-grave caractère. Les individus circoncis sont exempts du cancer du prépuce.

PARAPHIMOSIS

Le paraphimosis est un accident qui ne survient que chez les individus atteints de phimosis. On voit le paraphimosis se produire, lorsque les individus ont fait des efforts pour découvrir le gland, ou quand, pendant une forte érection ou le coït, cette partie de la verge se désinvolture.

L'anneau qui forme l'ouverture du prépuce se trouvant porté en arrière de la couronne, l'organe se gonfle : d'où impossibilité de ramener le prépuce en avant et de couvrir le gland, comme il était primitivement. Il arrive cependant, qu'avec de très-grands efforts, on peut dans quelques cas, remettre tout dans l'ordre habituel.

Le paraphimosis amène le phénomène de l'étranglement de la verge ; on voit alors se former en arrière de la couronne du gland, un bourrelet circulaire plus ou moins gros, recouvert par la membrane interne du prépuce. Ce bourrelet est formé par la sérosité qui s'infiltre dans le tissu cellulaire sous-jacent ; il est luisant, inégal, bosselé, et acquiert quelquefois un volume considérable qui effraye énormément les individus atteints pour la première fois de cet accident si peu grave en lui-même, lorsqu'un homme de l'art intervient avant qu'il ne soit survenu de complication. Lorsque la constriction est très-forte et que l'on n'intervient pas à temps, elle peut causer la rétention d'urine et faire tomber en gangrène toute la partie située en avant de l'étranglement. Fort heureusement que le cas de gangrène complète du gland est très-rare, et que le mal se contente ordinairement de détruire le bourrelet formé par la membrane interne du prépuce qui se trouve alors détruit par elle, ainsi que le rétrécissement : ce qui amène la guérison spontanée.

En signalant cette affection, je n'ai pas eu l'intention d'entrer dans l'étude de son traitement, mais j'ai voulu montrer qu'elle venait, plus encore que les autres, militer en faveur de la thèse que je soutiens.

Sans phimosis, pas de paraphimosis. C'est donc une belle opération, celle qui peut préserver, pour sa vie entière, un individu, d'une affection qui peut avoir des conséquence graves; cette affection dans tous les cas est fort gênante, et à certains degrés de phimosis congénital, sans être grave, elle devient très-ennuyeuse, comme le prouve l'observation suivante.

J'ai connu un étudiant en pharmacie qui décalottait difficilement pendant l'état de flaccidité du pénis et qui chaque fois ou presque chaque fois qu'il avait des rapports avec une femme, était atteint d'un paraphimosis, s'il avait rencontré une vulve étroite, offrant des difficultés à l'intromission du pénis. Pendant six ou sept ans j'ai connu intimement ce jeune homme en butte aux mêmes accidents, mais ne voulant pas, par pusillanimité se faire circoncire, quoique je l'y engageasse vivement. Je lui montrais tous les inconvénients qui pouvaient en résulter pour lui lorsqu'il serait marié, puisque à chaque coït un accident semblable l'obligeait de s'abstenir du commerce de la femme pendant cinq ou six jours. Comme l'étroitesse de l'orifice de son prépuce n'était pas considérable, il arrivait, après quelques applications de compresses d'eau blanche, à recouvrir le gland, et comme il n'avait pas d'autres inconvénients que cela, il resta dans cet état tout le temps que je le connus à Paris. Établi en province, un mariage lui ayant été proposé par sa famille, il se rappela mes paroles, il eut peur, lui, homme vigoureux, de paraître aux yeux de sa femme, un homme usé, et il répondit qu'il voulait attendre encore quelque temps. Il revint à Paris, ne m'y trouva pas et s'adressa au Dr Josan, qui lui donna le même conseil que moi et qui lui pratiqua immédiatement la circoncision par le procédé de Vidal (de Cassis).

La guérison fut rapide. Peu de temps après il se maria, et

put remplir ses devoirs conjugaux aussi bien que personne ;
sans voir jamais reparaître les accidents qui l'avaient affligé
autrefois, la cause des accidents étant supprimée.

Combien de cas de la même nature , et plus graves que
celui-ci, je pourrais citer ; si je croyais que ce soit nécessaire
pour convaincre mes lecteurs de l'utilité énorme de la circoncision comme moyen préservateur des paraphimosis.

PHIMOSIS CHEZ LES VIEILLARDS

On remarque souvent que chez les vieillards l'urine en ba-
vant le long du canal préputial, irrite les bords de l'orifice,
les excorie en les tuméfiant, ce qui amène, pour le sujet porteur de cette infirmité, une gêne continuelle, et un rétrécissement qui empêche de plus en plus l'émission de l'urine.

Chez le vieillard en effet, abandonné pour ainsi dire par le
gland et les corps caverneux qui se flétrissent et se rétractent,
le prépuce devient par ce fait trop long. Il forme, à l'extrémité de la verge , une sorte de poche flasque et ridée , dont
l'ouverture se rétrécit successivement, et dans laquelle vient
ensuite s'accumuler une partie de l'urine excrétée. C'est alors
qu'on voit le prépuce devenir le siége d'une inflammation
très-vive et d'une infiltration qui peut devenir considérable.

On n'a plus d'autre ressource alors, pour parer aux inconvénients qui résultent de la disposition anatomique que je
viens de décrire, que de réséquer une partie du prépuce.
Toute opération faite sur le vieillard acquiert un caractère de
gravité qu'elle n'aurait pas chez le jeune homme et chez l'enfant surtout. Pourquoi donc, exposer l'homme à ces inconvénients, lorsqu'il serait si facile de l'en préserver?

LE PHIMOSIS ET LA GOUTTE

Les ennuis que le phimosis peut créer à l'homme ; se font
encore sentir dans le cas où il sera atteint de la goutte. On a

vu en effet quelquefois des matières tophacées se déposer entre le prépuce et le gland. Leur accumulation se fait comme celle des calculs dont j'ai parlé plus haut, mais leur composition chimique ne permettra pas de les confondre avec ces derniers.

Dans ce cas encore, il faudra recourir à la circoncision et dans ce cas, l'opération présentera encore de réels dangers ; cependant, viendra le moment où elle sera inévitable, et où le chirurgien sera obligé de le faire.

ONANISME.

Voyez cet individu qui entre dans votre cabinet, il a 20 ans à peine, et pourtant vous remarquez un amaigrissement insolite chez un jeune homme de cet âge.

Il devrait avoir le teint frais et clair de la jeunesse, il est pâle, son teint est plombé et livide. Ses yeux devraient respirer la vie, l'intelligence, l'honnêteté, son regard est en dessous, ses yeux sont abattus et enfoncés dans l'orbite. Sa voix devrait être forte, sa poitrine solide ; sa voix est faible, voilée et enrouée. Il a une toux sèche, une respiration haletante et des palpitations. Continuellement il a des bourdonnements dans la tête ; c'est un jeune homme adonné à l'onanisme qui se trouve sous vos yeux.

Ce que je dis pour ce jeune homme de 20 ans, est vrai pour l'enfant de 10 ans, de 15 ans, pour l'homme plus âgé.

Bientôt la vue va en s'affaiblissant, le malheureux a des vertiges, il est dans un assoupissement continuel, il a des tremblements, des mouvements convulsifs, épileptiformes, puis il ressent des fourmis le long de la moelle, fourmis déjà décrites par Hippocrate. Avant chaque déjection, il a une perte de liquide précédant le fluide séminal (cause sans cesse renaissante de son épuisement), il tombe sur lui-même exténué, mourant de consomption.

Chez l'enfant, quelle cause a produit ce vice et pourquoi cet abattement résultant de cette habitude ?

Les domestiques sont souvent coupables, et ce sont eux souvent qui apprennent aux enfants la masturbation : souvent aussi, ce sont d'autres enfants qui l'apprennent à ceux qui ne la connaissent pas ; cependant, il y a des enfants qui n'ont jamais eu rapport avec des domestiques et qui n'ont jamais quitté leur mère pour aller courir avec de petits camarades. Ils ont pourtant cette funeste habitude, et s'y livrent avec toute la frénésie de l'amour du plaisir et de l'inconscience du mal qu'ils font. D'où leur vient ce vice honteux ? De l'accumulation de la matière sébacée entre le prépuce et le gland. D'abord ils ont commencé par se toucher les organes génitaux, parce qu'ils éprouvaient du prurit ; cet attouchement a amené chez eux une érection, et comme ils ont trouvé un soulagement au prurit d'abord, et du plaisir aux attouchements ensuite, ils en sont arrivés à se masturber très-imparfaitement pour commencer, insensiblement ils sont devenus plus habiles, et souvent, il n'est pas de choses qu'ils ne se soient ingéniés à trouver pour éprouver plus de plaisir.

L'abattement et tous les accidents qui résultent pour l'enfant de l'habitude de la masturbation, tiennent à ce que, à cet âge, l'enfant n'est pas formé encore, et n'est pas apte à l'éjaculation. Les rapports qu'il pourrait avoir avec des femmes produiraient chez lui le même désordre, s'il avait ces rapports avant d'avoir l'âge de puberté.

Chez l'homme, les désordres produits par la masturbation sont moins terribles que ceux produits chez l'enfant ; ils ne reconnaissent plus comme cause la non-aptitude à l'éjaculation, mais ils tiennent à l'exercice d'un acte antinaturel, qui met l'imagination dans un état de tension qu'elle n'est pas capable de supporter, sans qu'une violente atteinte soit portée à l'intelligence et à tout le système cérébro-spinal.

Le coït est en effet un acte essentiellement animal, et dans lequel les sens seuls doivent être mis en jeu. Prenez les cinq sens, sauf le goût, ils concourent tous à la préparation de l'acte qui doit amener l'éjaculation ; je veux parler de l'érection. Je prends un animal quelconque, appartenant comme nous à la classe des grands mammifères, et je démontre que la proposition énoncée plus haut est vraie. Je prends le cheval, par exemple.

Un cheval est dans un pré, une jument en rut est dans un pré voisin ; le vent porte du côté du cheval ; sitôt qu'il sent la jument, il se redresse, il aspire l'air à pleins naseaux, et l'aiguillon du désir commence déjà à se faire sentir. La jument hennit ; le cheval l'entend, le désir augmente, il court vers elle ; il la voit, le désir augmente encore ; il la touche, il se frotte contre elle en gambadant à ses côtés, le désir est à son comble ; il ne lui reste plus qu'à accomplir l'acte ultime, le coït, pour que sans fatigue, il soit arrivé insensiblement à cet acte qui sert à conserver l'espèce.

Prenons l'homme maintenant, et nous verrons que les choses se passent de même. La femme aimée, la compagne de nos plaisirs et de nos peines est là, près de nous ; les parfums dont elle se couvre nous révèlent sa présence ; le désir commence à se faire sentir ; elle nous parle ou nous entendons le froufrou de sa robe, le désir augmente ; elle s'approche de nous, nous la voyons, le désir est plus grand ; nous touchons sa main ou nous sentons son contact dans un lit, le désir est à son comble ; le coït alors s'effectue sans fatigue et sans peine. Par suite de l'extrême sensibilité propre au pénis, sensibilité qui lui est communiquée par les corpuscules de Krause, l'acte qui amène la reproduction est accompli sans que l'imagination soit intervenue, et sans fatigue, s'il n'y a pas eu abus.

Dans la masturbation, au contraire, rien de ce qui vient d'avoir lieu n'arrive, l'imagination seule de l'individu agit. Il faut qu'il se figure une femme qui n'existe pas : il ne la sent pas, il ne l'entend pas, il ne la voit pas, il ne la touche pas. Son esprit est à la torture pour créer cet être qu'il cherche et qui est absent. La sensibilité des corpuscules de Krause n'est pas excitée par la main comme par la muqueuse vaginale, qui, par sa matière lubréfiante, augmente encore la sensibilité pénienne. Aussi voit-on la masturbation retentir sur tout l'axe cérébro-spinal, et amener les désordres que j'ai précédemment énumérés.

L'homme, depuis le moment où commence la virilité jus qu'au moment où elle disparaît, peut sans fatigue accomplir l'acte qui amène l'éjaculation, en tant que cet acte s'accomplit par les moyens naturels. Ce n'est pas tant la perte de substance que la façon dont elle est amenée, qui cause les désordres de la masturbation ; et s'il y a excès, on comprendra facilement combien plus rapides doivent être les désordres produits, et combien plus encore ils sont à redouter.

Que ne doit-on pas faire pour détruire une habitude qui doit conduire à des résultats si funestes l'enfant ou l'homme ? habitude qui, une fois prise, loin d'aller en décroissant, va toujours en augmentant, plus peut-être encore chez l'homme que chez l'enfant.

Supprimer le prépuce, c'est supprimer les accumulations sébacées et détruire une cause d'onanisme ; c'est en même temps enlever une partie inutile de l'organe de la génération, partie nuisible encore à un autre point de vue que l'accumulation de la matière sébacée ; je veux dire que sans prépuce la masturbation devient plus difficile, pour ne pas dire presque impossible, parce que le prépuce est une des parties les plus actives, et celle qui facilite le plus l'accomplissement de cet acte nuisible.

DES PERTES SÉMINALES.

Après avoir rapproché un grand nombre d'observations sur les pertes séminales qu'il a observées dans sa pratique, Lallemand, reconnaissant comme moi l'inutilité du prépuce,

et l'utilité qu'il y aurait au contraire à le supprimer, s'exprime ainsi : « J'ai insisté bien des fois sur l'influence con-
« stante, immédiate, que les orifices des conduits excréteurs
« exercent sur les glandes auxquelles elles appartiennent ;
« mais si l'on compare le gland à tous les autres orifices
« excréteurs, on voit qu'il est le seul qui possède un appareil
« érectile et nerveux aussi développé. Le mamelon du sein
« présente bien quelque chose de semblable, et l'on connaît
« son influence sur la sécrétion du lait ; mais quelle diffé-
« férence pour le volume des vaisseaux et des nerfs ! Dans le
« gland, tout semble disposé pour augmenter la sensibilité
« de la vaste surface sentante, pour assurer son empire
« instantané sur le reste de l'appareil. Non-seulement les pa-
« pilles nerveuses sont énormes, mais elles sont très-sail-
« lantes et presque à nu ; la moindre turgescence du tissu
« érectile qui les soutient augmente encore beaucoup leur
« exaltation ; l'appareil vasculaire, considérable et tout spé-
« cial, qui entoure l'urèthre dans tous les sens, ne sert qu'à
« l'acte de la génération ; son action est loin d'être utile à
« l'expulsion des urines, puisqu'elle peut s'opposer à leur
« passage, comme on le voit dans toute érection complète.

« Si le développement des tissus érectiles est nécessaire
« pour approcher la liqueur fécondante de l'orifice utérin,
« c'est le gland qui préside essentiellement à son expulsion,
« car c'est lui surtout qui détermine l'explosion de l'éjacula-
« tion. Ce phénomène convulsif dépend essentiellement des
« contractions spasmodiques des vésicules séminales : c'est
« donc sur les vésicules séminales que le gland exerce son
« action spéciale ; c'est dans cette influence que consiste sa
« fonction caractéristique, et cette fonction il ne l'exerce
« qu'à l'aide de son exquise sensibilité ; c'est à cela que
« servent ses papilles nerveuses ; c'est pour cela qu'elles sont
« épanouies presque à nu à la surface d'un tissu, dont le
« gonflement les rend encore plus saillantes. »

« Faut-il donc s'étonner du retentissement que les vési-
« cules séminales éprouvent immédiatement de toute action
« exercée sur une surface aussi impressionnable, dont les
« fonctions sont si intimement liées aux siennes ? Est-il sur-
« prenant que la matière sébacée, accumulée à sa surface,
« provoque des érections importunes avant la puberté, des
« abus, des excès précoces, chez des individus qui parais-
« saient devoir en être garantis par l'exiguïté de leurs or-
« ganes génitaux ? Est-il étonnant que l'irritation entretenue
« par l'âcreté de cette matière détermine directement des
« pertes séminales involontaires, et que ces évacuations puis-
« sent être assez fréquemment répétées pour altérer profon-
« dément la santé, pour égarer la raison, et même pour com-
« promettre l'existence ? Pour moi, ce qui me surprend, c'est
« qu'on ait méconnu jusqu'à présent des phénomènes aussi
« évidents. »

Faisant allusion aux observations qu'il a citées, dont les
unes ont eu pour objet principal de montrer que l'action irri-
tante de la matière sébacée peut tenir à un séjour trop prolongé, à une affection locale, ou bien à une disposition générale, il continue en disant :

« Dans le premier cas, l'excision du prépuce est indispen-
« sable ; elle suffit ordinairement, quand il n'y a que phi-
« mosis, pour faire disparaître la spermatorrhée. Mais, quand
« le prépuce est excessivement long, il reste encore, après
« son ablation, et même après la cautérisation, à s'occuper de
« la débilité primitive des organes génitaux, débilité suffi-
« samment annoncée par cette exubérance même de la peau
« au devant des tissus érectiles, alors rudimentaires.

« Dans les cas de sécrétion exagérée de la matière sébacée,
« de dartre préputiale intermittente ou permanente, de dis-
« position herpétique ou d'autres affections cutanées tendant
« à se fixer sur le prépuce, il est prudent de ne pas compter
« sur les soins de propreté les plus assidus pour mettre les

« malades à l'abri des inconvénients qui peuvent en résulter.

« Il n'y a pas de parité entre une opération aussi insigni-
« fiante que l'excision du prépuce et l'importance des pertes
« séminales qui peuvent influer sur le reste de la vie. Lors
« même qu'on serait venu à les diminuer, à les faire dispa-
« raître par l'usage des eaux sulfureuses, etc., ne resterait-il
« pas le danger toujours imminent d'une rechute ? Et n'est-ce
« rien que l'assujettissement continuel qu'entraînent les soins
« minutieux qui sont indispensables pour suppléer à l'exci-
« sion ? Dans tous les cas de cette nature, la circoncision est
« donc ce qu'il y a de plus sûr ; et ces cas sont bien plus com-
« muns qu'on ne pourrait le penser, comme on peut en juger
« par le nombre de ceux que j'ai observés dans l'espace de
« quelques années.

« Maintenant, si l'on veut bien se pénétrer des effets dé-
« sastreux que produisent les pollutions, les abus, les excès
« dont l'irritation du gland est la cause première ; si l'on
« veut se rappeler les altérations graves qui peuvent en ré-
« sulter, altérations dont quelques-unes ont amené la perte
« d'une partie de la verge, alors on comprendra pourquoi
« Moïse fit de la circoncision une pratique obligatoire pour
« tous les Juifs ; pourquoi Mahomet l'adopta comme article
« fondamental ; pourquoi les peuples tropicaux, auxquels ces
« profonds législateurs s'adressaient, n'hésitèrent pas à se
« soumettre à cette opération.

« Si l'on jette les yeux sur les articles de leur code reli-
« gieux qui ont rapport à l'union des sexes, à la menstrua-
« tion, à l'ablution fréquente de leurs parties génitales, etc.,
« on restera convaincu que la circoncision était pour Moïse
« et Mahomet un principe hygiénique, comme tant d'autres
« qu'ils ont imposés à leur peuple, avec un soin et des détails
« qui n'ont été égalés par aucun autre fondateur de religion.

« Si les chrétiens ont renoncé à ces préceptes, c'est proba-
« ment par suite de l'exagération qu'ils ont apportée dans

« leurs idées de chasteté; car Jésus avait été circoncis, ainsi
« que plusieurs de ses disciples. De nombreux tableaux reli-
« gieux rappellent cette opération aux chrétiens : ils ont en-
« core aujourd'hui la fête de la Circoncision. Pourquoi donc
« y ont-ils renoncé? C'est que l'anathème qu'ils avaient lancé
« contre la chair ne leur permettait pas de s'occuper de ce
« qu'ils appelaient parties honteuses.

« Après avoir longtemps et sérieusement réfléchi aux faits
« nombreux que j'ai eu l'occasion d'observer, je suis resté
« bien convaincu qu'il était à regretter que la circoncision
« fût tombée en désuétude, comme opération obligatoire
« pour les enfants. Elle serait inutile dans bien des cas, sans
« doute; mais elle ne serait nuisible dans aucun, et pourrait
« être fort utile dans un très-grand nombre. »

HERPES PREPUTIALIS.

L'herpes preputialis se développe par suite de la malpro-
preté des individus. Il siége soit à la face interne, soit à la
face externe du prépuce. Il est formé de taches rouges, cou-
vertes de cinq ou six vésicules agglomérées, qui tantôt se
sèchent, tantôt se rompent, en donnant lieu à des ulcérations
qui peuvent faciliter l'absorption du virus syphilitique, et
faire que cette affection, très-légère en elle-même, devienne
la source d'une maladie grave.

Ai-je besoin de répéter encore que supprimer le prépuce,
c'est supprimer la maladie?

Je ne parlerai pas de l'acné ponctuée, ni de l'acné vario-
liforme, qui sont très-rares, quoique cette affection ait comme
conséquence d'ouvrir souvent une porte au virus syphilitique.

LA CIRCONCISION ET LA PÉDÉRASTIE.

Quelques auteurs ayant écrit sur le sujet qui fait l'objet de
ce travail, ont dit que la circoncision avait engendré la pédé-

rastie chez les peuples qui s'étaient fait pratiquer cette opération.

Les auteurs qui ont émis cette opinion ont prétendu, pour
soutenir leur diré, que l'ablation du prépuce enlevait au
gland une partie de sa sensibilité, et que les circoncis, afin de
retrouver cette sensibilité perdue, s'étaient adonnés au vice
honteux auquel je fais allusion.

Vanier croit, et il s'appuie sur l'histoire de Sodôme et de
Gomorrhe, que cette habitude était trop répandue dans ces
deux villes pour que l'on puisse l'imputer à la circoncision.
La circoncision ne se pratiquait pas depuis assez longtemps
et la pédérastie était trop répandue pour avoir une origine
aussi rapprochée.

Pour que le mal eût pu faire autant de ravages, il était nécessaire qu'il remontât à une époque antérieure à Abraham.

Je crois, avec le docteur Jobert, qui a voyagé dans les pays
où cette coutume est fort répandue, et avec qui j'ai eu une
longue conversation sur ce sujet, que si la pédérastie a pris
de si grandes proportions en Orient et en Afrique, c'est que
la femme, considérée dans ces pays comme une bête de
somme que l'on peut vendre et qui n'a d'autre utilité que de
faire des enfants, n'occupe pas le rang social qu'elle devrait
y avoir. C'est la femme qui fait tous les travaux grossiers,
dans la classe ouvrière ; aussi la femme est-elle laide, et ses
formes, qui devraient être attractives, sont repoussantes. Il n'y
a guère que les femmes des harems et celles de quelques
riches négociants qui soient jolies ; il n'est donc pas étonnant
que les hommes, ayant des femmes souvent hideuses, se
soient rejetés sur les jeunes garçons, qui leur offrent beaucoup plus d'attraits.

Les étrangers eux-mêmes qui ont voyagé dans ces pays,
se sont laissé séduire par cette habitude qu'ils ont rapportée chez eux quand ils sont rentrés dans leur patrie. La France
sait bien pour sa part que la pédérastie est rentrée avec les

Turcos et avec les soldats qui ont fait la campagne d'Afrique ; qu'elle y entre tous les jours de plus en plus et d'une façon alarmante.

Nos marins ont pris cette habitude en voyageant dans les pays où elle est répandue, et privés qu'ils sont à bord de compagnes, ils se sont livrés à ce vice dégoûtant, qui prouve l'affaissement moral de ceux qui s'y livrent, et la perte du sentiment de la dignité virile.

Je ne veux pas pousser plus loin cette étude de la pédérastie qui n'est qu'accessoire au sujet que je traite, j'ai seulement voulu dire quelques mots pour combattre l'opinion de ceux qui ont voulu faire remonter la cause de ce vice à la circoncision, et montrer tout simplement que la circoncision n'est pas mère de la pédérastie ; que si les deux choses se trouvaient l'une et l'autre chez les mêmes peuples, elles n'avaient pas le moindre lien de parenté. Chez les peuples non circoncis, du reste, l'argument de sensibilité émoussée ne trouve plus sa place et tombe de lui-même.

LA CIRCONCISION ET LES MALADIES VÉNÉRIENNES.

Je crois que vulgariser la circoncision, ce serait faire diminuer les maladies vénériennes dans une très-forte proportion. La muqueuse du prépuce n'est-elle pas en effet le siége le plus habituel du chancre infectant ou du chancre mou ?

Lorsque le virus syphilitique a été déposé entre le prépuce et le gland, le prépuce devient l'organe protecteur de ce virus, il empêche qu'il ne se perde, il le conserve avec soin, pour qu'il soit là tout prêt à être absorbé lorsqu'une ulcération résultant de l'accumulation de la matière sébacée viendra à se produire. Son rôle dans ce cas est de conserver le virus qui sera absorbé plus tard.

Lorsqu'un corps est protégé par une enveloppe, la surface

de ce corps est plus délicate, plus susceptible de s'éroder et plus apte à l'absorption.

La muqueuse du prépuce prédispose donc celle du gland à l'absorption et à l'érosion qui la facilitera encore : d'où résulte naturellement que le gland de l'homme non circoncis se déchire bien plus facilement que le gland de l'homme circoncis. Le prépuce, dans le premier cas, est en effet pour la muqueuse une cause de ramollissement, par suite de la chaleur continuelle qu'il développe sur la partie qu'il recouvre, et de la sécrétion sébacée qu'il favorise; dans le second cas, au contraire, l'absence du prépuce est pour cette même muqueuse, une cause de resserrement et d'endurcissement, car avec lui disparaissent et chaleur et sécrétion, tandis que le frottement des vêtements sur la surface du gland, endurcit cette surface et la rend plus apte à la non contamination.

Il est si vrai que la fragilité de la muqueuse est pour beaucoup dans le développement du chancre, que rarement il apparaît sur le corps même de la verge, quoique cependant ce soit le corps de la verge qui, durant le coït, soit particulièrement en contact avec le virus syphilitique, puisque le siége habituel du chancre chez la femme est l'entrée du vagin.

Comment pourrait-on expliquer autrement l'impénétrabilité de la verge par le virus et la grande pénétrabilité de la muqueuse du gland et du prépuce?

Quoi qu'on fasse, la muqueuse du gland sera toujours plus fragile que la peau du pénis; mais si l'on peut diminuer cette fragilité de moitié ou des trois quarts, pourquoi ne pas le faire?

Exciser le prépuce, n'est pas anéantir la syphilis, mais c'est détruire son foyer principal et diminuer de plus de moitié la surface de muqueuse qui sert de terrain au mal.

A QUEL AGE DOIT-ON PRATIQUER LA CIRCONCISION ?

L'âge auquel il serait, je crois, préférable de pratiquer la circoncision, est de 10 à 12 ans. J'excepte cependant les enfant qui se livrent à la masturbation. Pour ceux-là, selon moi, il n'y a pas d'âge et cette opération doit être pratiquée chez eux le plus tôt possible, afin de parer au mal. En pratiquant la circoncision avant la puberté, on pourra habituer les enfants à la propreté, ce qui sera pour la suite d'une excellente hygiène, lorsqu'ils seront adolescents. A l'âge de 10 ou 12 ans, il n'y a pas de danger de circoncire; tandis que la circoncision chez l'homme fait, devient plus sérieuse et de plus en plus grave à mesure qu'il avance en âge. Je préfère, chez l'homme fait, le simple débridement du phimosis à la circoncision.

CONCLUSION.

Il faudra pratiquer la circoncision dans les cas suivants, ou tout au moins pour certains de ces cas que le médecin appréciera; il faudra pratiquer le débridement.

Lorsqu'il y a occlusion complète du prépuce, circoncision dans le plus bref délai après la naissance.

Quand l'orifice préputial est trop étroit et trop long, circoncision ou débridement afin de parer aux inconvénients qui résultent de la mauvaise émission de l'urine et du sperme.

Quand l'ouverture du prépuce et celle de l'urèthre ne sont pas sur le même axe : circoncision ou débridement.

On évitera la possibilité des prurits et des excitations qui initient l'enfant avant la puberté aux habitudes honteuses; on préviendra cette habitude chez l'adulte par la circoncision ou le débridement.

Par la circoncision, on annulera les fâcheux effets de l'insertion vicieuse du frein dans l'intérieur de l'urèthre, et on préviendra la nécessité de couper le frein à une époque plus avancée de la vie, ou de le voir se rompre lors des premiers coïts ; si l'on aime mieux pratiquer le débridement, on aura soin d'inciser le frein.

Par la circoncision ou le débridement, on soustraira les sujets aux inflammations soit aiguës, soit chroniques du prépuce, et aux adhérences intimes du prépuce au gland à la suite de balano-posthites répétées.

Par la destruction du phimosis congénital, on empêchera la gonorrhée bâtarde, en prévenant le séjour entre le prépuce et le gland, soit de la matière sébacée, soit du pus de la gonorrhée, qui peuvent, par leur action prolongée, produire des ulcérations, dont un des graves inconvénients est de faciliter l'absorption des virus.

Chez les personnes déjà soumises à la circoncision, le séjour entre le prépuce et le gland de la matière que sécrètent les femmes affectées de ménorrhée (flueurs blanches) n'aura plus lieu.

La circoncision ou le débridement empêcheront la formation de dépôts calcaires ou tophacés entre le prépuce et le gland.

Les mêmes opérations préviendront à l'époque, de la puberté, les douloureux accidents du paraphimosis.

En permettant le traitement local des chancres, la circoncision rendra impossible l'inflammation et la compression qui ont lieu dans les cas de phimosis, et diminuera les chances de gangrène ou du cancer de la verge, dont la compression est une des causes les plus prochaines.

La syphilis deviendra plus rare ; car, chez les sujets qui ont subi la circoncision, la muqueuse devient plus dure, et présente moitié moins d'étendue à la contagion.

La circoncision fera disparaître l'engorgement des ganglions lymphatiques inguinaux, qui résulte de l'ulcération du prépuce.

L'hypertrophie et l'endurcissement du prépuce, résultant des chancres et des blennorrhagies plusieurs fois répétés, n'existeront plus lorsqu'on aura été circoncis.

La circoncision est un excellent préservatif de l'onanisme et des pertes séminales; elle rend en outre leurs qualités à la reproduction, à certains hommes qu'on aurait pu croire impuissants.

Tous les avantages que je viens d'énumérer, et qui sont offerts par la circoncision, militent certainement d'une façon puissante pour l'établissement de cette opération dans nos mœurs.

DIFFÉRENTS PROCÉDÉS OPÉRATOIRES.

PROCÉDÉS DES ISRAÉLITES AVANT 1843.

Le parrain disposait l'enfant sur ses genoux d'une façon convenable pour l'opération. Le mohel prenait alors avec ses doigts ou avec une pince d'argent, la portion du prépuce qu'il voulait couper ; puis, tenant de l'autre main l'instrument qui devait servir à l'excision, et qui était ordinairement un rasoir, un aide repoussait le gland en arrière, et le mohel coupait dans l'intervalle les parties tendûes. Mais, quelque précaution qu'il prît, il y avait toujours plus de peau enlevée que de muqueuse. Il restait alors une surface saignante de 1 ou 2 centimètres, entre la circonférence de la peau et celle de la muqueuse. Le mohel déchirait cette peau avec les ongles des pouces qu'il laissait croître à cet effet, et exprimait à deux ou trois reprises avec la bouche le sang qui sortait de la plaie ; puis il couvrait l'organe d'une compresse sur laquelle il appliquait différentes substances astringentes.

Il appliquait ensuite une bande autour de la verge, qu'on maintenait relevée sur le pubis à l'aide d'un anneau.

La succion qui pouvait avoir pour effet de transmettre la syphilis soit du mohel à l'enfant, soit, comme on l'a vu plus souvent, de l'enfant à l'opérateur, a été supprimée en 1843 par le consistoire de Paris. A cette époque, Vanier, du Havre, qui combattait la succion près le consistoire, afin de donner plus de poids à ses arguments, écrivit aux principaux médecins de cette époque, qui répondirent tous que cette coutume devait être supprimée.

Je donne les noms des médecins qui écrivirent à Vanier : Roux, Duméril, Lisfranc, Chomel, Velpeau, Pasquier, Lallemand, Leroy d'Étiolles, Bache, Magendie, Rayer, Auvity, Cruveilhier, Guersant, Blandin, Moreau, Fouquier, Marjolin, Andral, Trousseau, Piorry, Paul Dubois, Baudelocque, Rostan, Malgaigne, Ricord, Ségalas, Valleix, Al. Donné, Deiffenbach. Les lettres de ces médecins se trouvent dans le livre de Vanier.

PROCÉDÉ DES JUIFS DE NOS JOURS.

La Bible ne nous dit pas comment Abraham se circoncit lui-même ; mais, plus bas nous trouvons un passage dans le Livre sacré, où il est question de couteaux de pierre. L'instrument tranchant d'une part, le mot circoncision (*circum*, autour, *cædere*, couper) d'autre part, nous suffisent pour affirmer que, dès l'origine, l'opération avait pour but, comme aujourd'hui, d'exciser le prépuce tout autour.

Quoique Dieu ait dit à Josué de prendre des couteaux de pierre pour circoncire les fils d'Israël, néanmoins, pas plus dans ce passage que dans un verset quelconque de l'Écriture, nous ne trouvons la défense de procéder avec d'autres instruments. C'est pour cela que les israélites ont modifié depuis longtemps la circoncision, et la pratiquent aujourd'hui de la façon suivante :

Le ministre préposé à cette opération, saisit le prépuce de la main gauche et l'attire à lui. En même temps, de la main droite il place une pince à la hauteur du sommet du gland. Ceci fait, il emporte d'un seul coup de bistouri toute la portion du prépuce située en avant de la pince. — La pince est enlevée. — Aussitôt, par suite d'une conformation spéciale de l'organe, la peau se retire vers la racine de la verge, et laisse entre elle et la muqueuse une surface saignante assez grande. Pour remédier à cet inconvénient, l'opérateur incise la muqueuse et rabat chacun des lambeaux sur la plaie. — L'opération est finie.—Le pansement est des plus simples : il consiste à appliquer une compresse circulaire trempée dans une solution astringente.

Cette façon de procéder est bonne, elle convient souvent, mais nous sommes porté à croire que les israélites préposés à cette opération savent la modifier selon les circonstances, car il est un principe en médecine duquel on ne s'écarte pas sans s'exposer à de très-graves imprudences : un moyen thérapeutique ne peut s'appliquer à tous les cas.

PROCÉDÉ DES RABBINS D'ALGER.

La peau est retirée en arrière le plus possible ; l'opérateur saisit de la main gauche le bord libre du prépuce, et le fixe dans le mors d'une pince à anneaux qu'il confie encore à la main gauche. Une seconde pince à anneaux est encore engagée derrière la première, puis ramenée le plus près possible vers le gland qu'elle refoule. Cette pince est alors confiée à un aide pour laisser libre la main droite de l'opérateur, qui saisit un rasoir, et d'un seul temps coupe la partie du prépuce comprise entre les deux pinces, en rasant la pince la plus rapprochée du gland.

PROCÉDÉ DE M. HEURTAULT (thèse de Paris, 1811).

M. Heurtault propose de placer le malade debout. La sonde cannelée étant introduite vers la base du gland, est tenue de la main gauche, et légèrement soulevée horizontalement, de manière qu'on aperçoive très-distinctement sur la peau du prépuce, deux petites lignes saillantes qui correspondent aux bords de la cannelure de l'instrument. Après avoir repoussé un peu la peau du prépuce vers le pubis, il enfonce perpendiculairement la pointe du bistouri à travers le prépuce tout près du cul-de-sac de la sonde cannelée : il renverse la main droite sur le ventre du malade, tandis qu'il abaisse fortement la gauche. Le malade se sentant piqué se retire et se fait l'opération lui-même. L'opérateur cautérise l'angle de la plaie avec le nitrate d'argent. Pansement simple.

M. Heurtault donne le conseil de retirer un peu la peau de la verge vers le pubis, parce que, plus rétractile que ne l'est la membrane interne du prépuce, elle laisse cette membrane à découvert par la surface saignante, quand on ne prend pas cette précaution.

PROCÉDÉ DE M. MALAPERT.

M. Malapert, docteur au 12ᵉ chasseurs, propose le procédé suivant et cite à l'appui une observation. Ce procédé consiste en deux incisions au prépuce et une au frein, à une égale distance l'une de l'autre, étendues à proportion du resserrement de l'orifice et ayant 4, 5 ou 6 lignes, jamais plus.

Observation. — « Chez le sergent B...., du 47ᵉ de ligne, l'orifice du prépuce était d'une étroitesse considérable ; son diamètre d'une ligne et demie environ était moins grand que le diamètre longitudinal de l'urèthre. Le 2 septembre 1834, après l'avoir fait asseoir devant moi, je traçai à l'encre un point sur chaque région latérale et un peu supérieure de la zone antérieure du prépuce, à 5 lignes en arrière de son bord libre. Avec une pince, je soulevai légèrement à côté du lieu à inciser et j'introduisis à plat mon bistouri, dont je fis sortir la pointe au point marqué à l'encre. Puis j'incisai en baissant la main et tirant à moi. Même conduite du côté opposé. Il faut avoir l'attention de bien couper la muqueuse autant que la peau et d'y revenir si c'était nécessaire. Ces deux incisions me permirent de découvrir le gland et de couper le frein avec des ciseaux dans l'étendue d'une ligne et demie. Quelques minutes après l'écoulement arrêté, je renversai le prépuce en arrière et je pansai avec de la charpie sèche, une compresse en croix de Malte, percée à son centre correspondant à l'orifice de l'urèthre ; puis une bande. Guérison au bout de 10 jours. Sortant de l'infirmerie, il reste du gonflement qui se dissipe graduellement. Lorsque, le 17 octobre suivant, il vient me voir, tout gonflement a disparu et il serait difficile de s'apercevoir que ce sous-officier a été opéré du phimosis. »

PROCÉTÉ DE M. BONNAFONT.

Le procédé de M. Bonnafont consiste à remplir la cavité préputiale de charpie ou de ouate, et lorsque le prépuce est fortement distendu en tous sens, à en opérer circulairement la circoncision avec un bistouri, en comprenant dans cette incision la peau et la muqueuse. Le point d'appui que présente à l'instrument le corps étranger introduit dans la cavité du prépuce, rend cette opération on ne peut plus facile, très-prompte et surtout peu douloureuse.

PROCÉDÉ DE VELPEAU, MODIFIÉ PAR M. TAVERNIER.

Ce procédé consiste à inciser le prépuce sur la ligne médiane inférieure, ou à un quart de ligne en dehors du frein avec un bistouri droit, conduit sur une sonde cannelée, et enfoncé de dedans en dehors pour diviser la membrane de sa base à son bord libre. La difficulté qu'on éprouve en géneral est d'inciser exactement dans la même étendue la peau et le tissu muqueux qui en tapisse l'intérieur : or, on surmonte cette difficulté en prenant soin, avant de commencer, de faire retirer en arrière les téguments, jusqu'à ce que le bord qui les réunit à la muqueuse se présente de face, et que l'ouverture du prépuce ne soit renversée ni en dehors, ni en dedans. C'est là le point sur lequel insiste M. Tavernier, et qui mérite vraiment de ne point être oublié dans la pratique. Une sonde cannelée sans cul-de-sac, est ensuite portée entre le gland et son enveloppe jusqu'à la rainure qui circonscrit le gland ; on en fait saillir le bec à côté du frein au travers de la peau, un aide tient les parties dans cet état : le bistouri rapidement

enfoncé, les traverse, les divise ensuite d'arrière en avant ;
d'un coup de ciseaux le chirurgien incise le frein, et dès lors,
le prépuce se retire sur le corps de la verge, se déploie de
manière à présenter une large ouverture circulaire, complétée
par la solution de continuité qui devient immédiatement transversale. M. Tavernier a suivi ces principes à la lettre sur un
malade affecté de gonorrhée et de phimosis congénital. Bien
que la phlegmasie vénérienne, n'ait pas permis à la verge de
se détuméfier aussi rapidement que cela se remarque chez la
plupart des sujets, on a pu se convaincre néanmoins que le
prépuce conserverait une forme exactement circulaire après
la guérison, et ne garderait pas de bourrelet sensible plutôt
sur un point que sur l'autre de la circonférence du gland.

PROCÉDÉ DE M. CHASSAIGNAC.

On fait pénétrer à l'intérieur de la cavité préputiale l'érigne à branches multiples ; ses crochets, en se déployant par le
mécanisme propre à cet instrument, s'implantent dans la
muqueuse, puis à la face interne de la peau et unissent inva-
riablement ces deux membranes.

Une forte ligature circulaire pédiculise alors, par de là les
crochets de l'érigne, la portion de prépuce qui doit être enlevée. Une fois le pédicule formé, il suffit d'appliquer la chaîne
de l'écraseur. La section s'opère sur-le-champ, d'une manière
douce et sans trop de rapidité ; puis, lorsque l'opération est
terminée, la peau et la muqueuse se trouvent si fortement
juxtaposées l'une à l'autre par l'action de l'écraseur, qu'il
suffit pour tout pansement de recourir à l'amidon en poudre.

PROCÉDÉ CLOQLET.

Le procédé de M. Cloquet consiste à introduire une sonde
cannelée dans la cavité du prépuce, au niveau du frein de la

verge parallèlement à ce repli membraneux, et à fendre le prépuce par sa partie inférieure. Si le frein est très-court, on le coupe d'un coup de ciseaux. La plaie longitudinale que l'on a faite devient transversale dès qu'on tire le prépuce en arrière sur le gland ; elle se cicatrise dans un sens transversal et linéaire à peine visible, et de la sorte, le prépuce acquiert en largeur ce qu'il perd en longueur. Plusieurs malades opérés de la sorte par le D' Cloquet, ont parfaitemant guéri, et l'on a peine à reconnaître la cicatrice de l'opération : le prépuce paraît avoir sa conformation naturelle.

PROCÉDÉ DE VELPEAU.

On fait passer trois ou quatre cercles de fil à 3 lignes au devant l'un de l'autre et de chaque côté du frein, qu'on détache aussitôt avec de bons ciseaux ; la pointe d'un bistouri enfoncée sur la ligne médiane par la racine de cette plaie, fend ensuite le prépuce comme dans le procédé de M. Cloquet ; l'anse des fils ayant été divisée par le milieu, on le noue séparément, et on obtient ensuite autant de points de suture qui ferment immédiatement les deux côtés de la plaie. De la sorte on n'a besoin d'aucun pansement, et la guérison est possible en trois ou quatre jours.

PROCÉDÉ CULLERIER.

Un aide tient fortement en arrière le gland et le prépuce saisis entre le pouce et l'index. Le chirurgien de son côté saisit très-fortement l'extrémité antérieure du prépuce, et quand les parties sont bien fixées de part et d'autre, il coupe d'un seul coup le prépuce entre les doigts de l'aide et du chirurgien avec un bistouri courbé sur son tranchant.

Delpech pratiquait à peu près de la même façon.

PROCÉDÉ DE KERST

Ce chirurgien coupait d'abord le frein, puis à l'aide de deux incisions verticales il fendait le prépuce en deux moitiés qu'il enlevait isolément.

PROCÉDÉ BÉGIN.

M. Bégin ayant saisi le prépuce entre le pouce et l'index de la main gauche, introduit une branche de ciseaux courbés sur le plat dans son ouverture et fait une incision de la partie la plus voisine du frein au milieu de sa face dorsale ; reportant ensuite l'instrument sur ce point, il le conduit jusqu'au côté opposé. Le tégument étant ensuite porté en arrière, la membrane interne du prépuce qui reste sur le gland est incisée sur la ligne médiane jusqu'au repli que forme sa base. Si l'anneau préputial est trop étroit pour permettre l'introduction des ciseaux, M. Bégin fend d'abord le prépuce à sa face dorsale depuis la moitié environ de sa hauteur jusqu'à son bord libre, avec un bistouri étroit. Les deux angles de la plaie sont ensuite abattus avec des ciseaux, et la membrane interne est longitudinalement incisée dans un troisième temps jusqu'à la base du gland. Aucun accident ne suit cette opération, et son résultat, dit l'auteur, est de ne laisser à la partie aucune difformité.

PROCÉDÉ MALGAIGNE.

Le chirurgien porte sur le prépuce aussi loin que possible une branche de ciseaux courbés sur le plat et opère une section courbe qui ne laisse pas d'angles au bord du prépuce. Un autre coup de ciseaux en fait autant de l'autre côté, et retranche, sans autre cérémonie, le lambeau triangulaire ré-

sultant de la première incision ; après cela, il divise la muqueuse jusqu'à la couronne du gland et renverse sur la verge
et la muqueuse et la peau du prépuce qui sont ainsi rappro-
chées tout naturellement.

PROCÉDÉ MAISONNEUVE.

En examinant, dit M. Maisonneuve, les individus affectés de
phimosis congénital, on reconnaît facilement que la partie
étroite du prépuce ne forme qu'un cercle peu épais, au delà
duquel la peau conserve toute sa laxité.

Il suffit donc d'enlever ce cercle rétréci pour permettre
au gland de s'épanouir dans l'érection ; et comme par cette
opération le prépuce n'a subi qu'une perte de substance in-
signifiante, il continue de recouvrir le gland, lorsque la verge
est à l'état de repos.

PROCÉDÉ DOLBEAU.

M. Dolbeau prend deux petites pinces portant un ressort à
leur partie moyenne et des dents de souris à leur extrémité
libre. Ces pinces sont destinées à saisir et à fixer la peau et la
muqueuse du prépuce, et à les maintenir dans un rapport
exact pendant tout le temps que durera l'opération.

Il introduit une branche d'une de ces pinces dans la cavité préputiale sur les parties latérales du gland à droite ou à
gauche, l'autre branche se trouvant naturellement en dehors
de cette cavité. Lorsqu'il l'a introduite à la moitié de la
hauteur du gland, il a soin de laisser la verge dans le relâ-
chement, de n'exercer aucune traction sur la peau, de sorte
que, si le prépuce avait été dérangé par l'introduction de la
pince, il reprend sa position normale. L'habile chirurgien
presse alors sur les deux branches de la pince ; les dents de
souris s'engrenant les unes dans les autres, traversent de part

en part la peau et la muqueuse, les saisissent parfaitement au même niveau, et le ressort maintenant la pince fermée, ces deux membranes ne peuvent plus glisser l'une sur l'autre.

Le chirurgien introduit la seconde pince absolument comme la première et sur un point diamétralement opposé.

Dans le second temps, il tire le prépuce en avant en opérant une traction sur les deux pinces.

Un aide place une troisième pince à ressort, mais sans dents en arrière de l'extrémité des deux premières, et il la place transversalement et obliquement de haut en bas et d'arrière en avant, en suivant la coupe du gland.

Dans un troisième temps, l'opérateur, d'un coup de bistouri, enlève tout ce qui se trouve en avant de la pince transversale.

Enfin, dans un quatrième temps il réunit la peau à la muqueuse au moyen de serres-fines.

PROCÉDÉ RICORD.

Avant l'invention des serres-fines, M. Ricord avait imaginé de saisir le prépuce transversalement avec une pince fenêtrée, dans la fente de laquelle il introduisait des aiguilles entraînant un fil à travers les deux parois opposées du prépuce.

Le prépuce ayant été excisé au ras du bord supérieur de la pince, le chirurgien coupait chacun des fils dans son milieu. Il avait ainsi passé des ligatures qui servaient à réunir la peau et la membrane muqueuse sur tout le pourtour de la section.

PROCÉDÉ DE LISFRANC.

Le prépuce étant écarté du gland, on en excise avec des ciseaux un lambeau semi-lunaire.

INCISION.

Quand on ne veut faire que l'incision, le meilleur procédé est celui-ci : le malade est debout devant l'opérateur qui est assis ; celui-ci saisit le prépuce sur le dos de la verge et le tire un peu à lui. Il introduit dans la cavité du prépuce et en rasant le frein, un bistouri étroit dont la pointe porte une petite boule de cire bien huilée. Dès que cette petite boule est parvenue au cul-de-sac qu'on trouve de chaque côté du frein, on pousse la pointe en haut et un peu en arrière ; la pointe, dégagée de la cire, traverse le prépuce à sa base, et le tranchant du bistouri étant dirigé en avant, le malade en fuyant achève lui-même l'opération. L'opérateur n'a qu'à tenir le bistouri ferme et immobile.

EXCISION PARTIELLE.

On peut la faire avec des ciseaux ou avec le bistouri. Le procédé le plus simple consiste à comprendre dans les mors d'une pince tout ce qu'on veut enlever, et à couper entre le gland et la pince. On peut encore pratiquer l'excision en V. On comprend alors dans l'aire du V le frein, ou bien on fait l'excision du côté du dos du gland. Mais le meilleur procédé pour cette opération, c'est de faire d'abord deux incisions latérales. Elles donnent deux lambeaux, un supérieur, l'autre inférieur, qui sont excisés avec des ciseaux ou avec le bistouri.

EXCISION COMPLÈTE. — *Premier procédé de Vidal de Cassis.*

« On trace sur la peau du prépuce, avec de l'encre, une ligne dans la direction de la couronne du gland, ce qui forme un losange. Cette ligne se trouve à la hauteur où les sutures doivent être passées.

« La peau n'a été tirée ni en avant ni en arrière. Des pinces à pansement, ou des pinces à pression continue, saisissent, du dos de la verge vers le frein, toute la partie du prépuce qui est en avant de la ligne noire. En même temps qu'avec les pinces l'opérateur tire un peu le prépuce en avant, un aide saisit le fourreau de la verge à la base de ce corps et le tire en arrière, vers le pubis, mais légèrement. Alors les fils sont passés transversalement, c'est-à-dire en croisant la direction des pinces sur la ligne noire, et à la distance de 5 millimètres. On tire encore un peu en avant le bout du prépuce saisi par les pinces, et avec de très-forts ciseaux, comme ceux du bec-de-lièvre, on coupe d'un seul trait le prépuce entre les fils et les pinces. Cette circoncision une fois opérée, la cavité du prépuce est plus ou moins largement ouverte, et l'on voit les fils passer sur le gland et dans une direction perpendiculaire à la suite du méat urinaire. On coupe ces fils au milieu même, et chacun forme alors deux anses, une de chaque côté du gland. Ainsi, si l'on a passé quatre fils, on peut pratiquer huit points de suture, quatre de chaque côté. Je ferai remarquer que les aiguilles doivent être plates, lancéolées et très-fines. Les points de suture doivent être enlevés le quatrième jour. Ordinairement, à cette époque, la réunion est immédiate.

« Ce procédé est beaucoup plus facile à exécuter, si, au lieu de traverser d'abord le prépuce avec les fils, on arrête la marche des aiguilles au moment où leur pointe est aperçue du côté opposé à leur entrée. Les aiguilles alors croisent la direction de la pince, et c'est entre elles et celle-ci qu'on coupe. Après cette section, on voit le corps des aiguilles traversant la cavité préputiale ; on tire chaque aiguille par la pointe, et l'autre extrémité se présentant à l'opérateur, lui offre, pour ainsi dire, le fil qu'elle entraîne, lequel alors est saisi facilement. On en fait autant pour chaque aiguille. Le reste de l'opération se fait comme je viens de le dire. »

Second procédé de Vidal de Cassis,

« Je trace la ligne noire, comme je l'ai déjà dit. Après, j'introduis dans le prépuce une sonde cannelée ; j'en confie le pavillon à un aide qui l'incline de côté ; le bec de la sonde fait une saillie en sens opposé, et éloigne, sur le point qu'il presse, le prépuce du gland. Avec une aiguille comme les précédentes, je passe un fil derrière ce bec de la sonde, c'est-à-dire entre l'instrument et le gland : voilà une anse de fil passée dans la direction de la ligne noire. La première piqûre est vers le dos de la verge. Je pousse la sonde un peu plus vers le frein, à 5 millimètres de la première anse de fil derrière l'instrument ; enfin, j'entoure le prépuce d'une suture à points passés. Le fil décrit une spirale et forme des anses en dedans et en dehors du prépuce. On appliquera les pinces en dedans et en dehors du prépuce. On appliquera des pinces, comme je l'ai dit tantôt, et avec de grands ciseaux on retranchera l'extrémité du prépuce saisie par les pinces entre l'instrument et la spirale représentée par le fil. Il faut que celui-ci soit très-long ; car, après la circoncision, chaque anse divisée du côté de la peau et de la muqueuse fournira deux bouts de fils qui serviront à faire un point. »

Troisième procédé de Vidal de Cassis.

« C'est surtout pour réunir la plaie, après l'opération du phimosis, que les serres-fines ont été inventées. Comme on l'a vu, je pratiquai d'abord la suture ; mais on sait que le temps du séjour des fils n'est guère fixé. Je me livrai donc à des expériences pour savoir à quelle époque on pourrait les enlever sans compromettre la réunion. Je le fis d'abord le quatrième jour, puis le troisième, et ensuite le second ; enfin, une fois, je ne laissai les fils que vingt-quatre heures, et déjà la réunion était suffisante. Je me demandai si, pour un temps si court, il était indispensable de coudre, de faire une seconde opération. Les doigts du malade ne pourraient ils pas, s'ils étaient plus petits, maintenir en contact les lèvres de la plaie pendant vingt-quatre heures ? Les doigts pouvaient être remplacés par de petites pinces. J'arrive aux ateliers Charrière. Je fis choix de la pince à pression continue, dont je me servais déjà pour saisir le prépuce avant de le couper. Je la fis faire très-petite, en miniature. Ainsi donc, l'idée est tout à fait chirurgicale ; elle vient de l'hôpital du Midi, et non pas d'un atelier, comme on a voulu le faire entendre maladroitement. Personne plus que moi n'honore la main ouvrière, surtout quand elle aide la conception chirurgicale, mais on me permettra de revendiquer les droits de celle-ci, et de remettre chaque chose à sa place. D'ailleurs, si on veut revendiquer en faveur d'un ouvrier, il faut qu'on cherche le premier serrurier gros fumeur, qui, obligé de prendre souvent des tisons, a préféré inventer la pince que de se brûler les doigts. On conviendra que ces pinces sont antérieures à tout ce que nos couteliers ont fait comme pinces à mors croisés. C'est même cet instrument des fumeurs qui se rapproche le plus de la serre-fine devenue classique. On voit qu'il s'agit d'un ressort à spirale, et que la pince en question a de plus un anneau ingénieusement formé pour empêcher le décroisement des branches. Ce sont ces pinces qu'il fallait imiter. Il fallait surtout apporter à celles qui devaient servir au chirurgien une perfection, un fini, qui pût le mettre à même de réaliser ce qui aurait pu passer dans le temps pour un rêve, c'est-à-dire une réunion en vingt-quatre heures. C'est le fabricant Luer qui a rendu ce service à la pratique chirurgicale. Pour le phimosis, le ressort doit être très-doux. Je m'explique les insuccès de quelques chirurgiens par la négligence dans l'application de ces petits instruments, et par leur fabrication défectueuse... Il est temps de décrire l'opération telle que je la pratique aujourd'hui.

« On a varié extraordinairement le nombre des procédés. C'est surtout en parlant de cette opération que le désir de faire *autrement* a passé avant le devoir de *bien faire*.

« Les procédés les plus réguliers peuvent être rangés sous ces trois chefs : 1° incision unique ; 2° incision multiple ; 3° excision partielle ; 4° excision complète, qui est la circoncision. J'adopte ce procédé. Le premier, en France, j'ai adapté la suture à la réunion de la plaie. Aujourd'hui, je ne me sers pour cela que de serres-fines. Elles sont du numéro le plus inférieur, droites et non coudées. Voici le manuel opératoire :

Méthode opératoire.—« Un aide saisit la racine de la verge entre l'index et le médius de la main droite, et tire la peau du côté du pubis. Le médecin exerce une traction en avant sur le prépuce, à l'aide de deux pinces à disséquer ; l'une saisit le limbe (muqueuse et peau) du côté du frein, et est confiée à l'aide, qui la tient de la main gauche ; l'autre est appliquée sur le limbe encore, mais vis-à-vis, vers le dos de la verge ; elle est tenue de la main gauche par l'opérateur. Avec la main droite, celui-ci applique alors la pince à pression continue, sorte de pince à pansements, à branches entre-croisées, munie en dedans de mors de pointes destinés à fixer les parties, à empêcher le glissement de la muqueuse. Cette pince est appliquée obliquement, dans la même direction que la coupe naturelle du gland ; elle doit embrasser beaucoup plus de parties du côté de la verge que vers le frein. Les deux autres petites pinces sont alors retirées, et le chirurgien procède à la section du prépuce. Elle s'opère au moyen de forts ciseaux droits, comme ceux du bec-de-lièvre ; ils agissent entre la pince et le gland, dans la même

direction que la couronne de celui-ci. Si l'on coupait au-
dessus des pinces, on laisserait une zone du prépuce mâchée,
et la réunion manquerait, comme cela arrive à ceux qui ne
veulent pas couper au-dessous dans la crainte de blesser
le gland, ce qui est de toute impossiblité, quand il n'y
a pas d'adhérence entre lui et le prépuce. La circoncision
est opérée d'un seul trait, la coupe est oblique et le frein se
trouve conservé.

« Le gland étant ainsi découvert, on procède au temps principal de l'opération, à la réunion de la plaie. C'est à la
régularité, à la précision de la réunion de la muqueuse à la
peau qu'on devra la promptitude, la beauté du résultat ; c'est
le temps de l'application des serres-fines ; celui qui est peut-
être négligé, en général.

« L'aide est ici très-utile. Avec deux petites pinces à disséquer, tenues une de chaque main, il saisit la peau et la muqueuse, les affronte bien, sans intermédiaire de tissu cellulaire, et là où les deux feuillets tégumentaires se touchent,
l'opérateur applique la serre-fine. Il vaut mieux commencer
la réunion du côté du frein. On aura soin ici de bien appliquer la muqueuse de cet organe contre le raphé de la peau
de la verge. On devra multiplier les serres-fines. J'en place
quinze, quelquefois vingt. Dans les premiers temps, j'atten-
dais quelquefois jusqu'à un quart d'heure pour réunir ; maintenant j'applique les serres-fines, dès que le coup de ciseaux
est donné. Si une artériole fournit un peu de sang, on la
tord, ou bien on la saisit avec une serre-fine hémostatique
qu'on enlève après que toutes les autres sont appliquées. Le
pansement est bien simple ; la verge est seulement recouverte
d'une compresse fendue qu'on a soin d'humecter avec de
l'eau fraîche de temps en temps durant la journée.

« Douze heures, vingt-quatre heures au plus tard, après l'o-
pération, les serres-fines sont enlevées et si l'opération a été

pratiquée avec méthode, si les serres-fines ont été appliquées
avec un soin minutieux, la réunion est exacte. »

Observation. — Le sujet âgé de dix-sept ans était adonné
à l'onanisme, avait une chaude-pisse, une constitution délicate et un phimosis hypertrophique.

« Je traçai d'abord une ligne avec de l'encre dans la direction de la couronne du gland ; puis, le prépuce ayant été tiré
en avant, je plaçai des pinces entre l'extrémité du gland et
la ligne noire, et saisissant l'extrémité du prépuce avec d'autres pinces, je la tirai encore un peu en avant. Alors, après
avoir passé transversalement quatre fils à travers le prépuce,
je le coupe d'un coup de ciseaux entre les fils et les pinces
antérieures, j'enlève les pinces postérieures ; la peau du pénis se rétractant, il en résulta une large surface dénudée.
J'espérais voir la cavité du prépuce couverte et saisir avec
des pinces les fils passant sur le gland et dans une direction
perpendiculaire à celle du méat urinaire ; mais la muqueuse
n'avait pas été assez tirée en avant, les fils loin de la traverser avaient passé dans le tissu cellulaire. Sur l'extrémité antérieure de la surface dénudée, on voyait un très-petit orifice,
conduisant dans la cavité préputiale. L'extrémité amputée du
prépuce avait la forme d'un doigt de gant avec une ouverture centrale. Je saisis avec des pinces la muqueuse vers son
ouverture, et l'incisant d'un coup de ciseaux jusqu'à la couronne du gland, j'ouvris la cavité préputiale, finissant par
conséquent d'après le procédé de M. Ricord. J'enlevai les fils
coupés par l'incision.

« La muqueuse étant très-adjacente au gland, il fut assez difficile de la soulever avec des pinces pour l'inciser ; les deux
lambeaux étaient assez petits ; néanmoins en les renversant
sur la surface dénudée, ils s'y adaptaient parfaitement. Je
pensai qu'un nouveau prépuce ainsi formé par la muqueuse

doublée de son tissu cellulaire, donnerait un très-beau résultat et formerait comme un prépuce mobile sur le gland ; je ne voulus pas faire d'excision n'ayant pas de serres-fines à ma disposition, et ne croyant pas recourir à la suture, à cause des douleurs qu'elle devait provoquer. J'ai laissé les parties se réunir par suppuration. »

TRAITEMENT DU PHIMOSIS OU DU PARAPHIMOSIS, CAUSÉ OU ENTRETENU PAR DES CHANCRES.

De Mignot (*Bul. Med.* de Bordeaux, sept. 1843) fait connaître le résultat d'un nouveau mode de traitement applicable seulement au phimosis ou au paraphimosis causé ou entretenu par des chancres. Pour le paraphimosis, il emploie une pommade ainsi composée : ong. nap. doub. 30 gr., extrait de belladone 4 gr., baume du Pérou liquide, q. s. Pour le cas de phimosis, il se sert de la belladone en solution, injectée entre le prépuce et le gland. De Mignot appuie son traitement sur les inconvénients qu'offrent les incisions en multipliant les chancres et en augmentant l'inflammation. Ces théories, quoiqu'elles aient de nombreux adhérents, ont été victorieusement réfutées par M. Diday, se basant sur des faits nombreux, observés à l'hôpital de l'Antiquaille, à Lyon, où on avait employé la cautérisation des chancres ou l'injection concentrée de nitrate d'argent, moyens plus expéditifs que les premiers.

La *Gazette des hôpitaux* (15 oct. 1842), parle de deux cas de phimosis, l'un avec blennorrhagie, l'autre avec chancres mous, guéris tous les deux avec de l'onguent belladoné. La guérison eut lieu en huit jours pour le premier cas et en quinze pour le second. Pour ce dernier on avait employé des injections interpréputiales avec une solution de sublimé corrosif, 0 gr., 10 centig. par 30 gr. Les chancres et le phimosis furent guéris en même temps.

PROCÉDÉ NÉLATON.

M. le Dr Saurel communique à la *Gazette des Hôpitaux* l'exposé suivant d'un nouveau procédé pour l'opération du phimosis. Nous laissons la parole à M. Saurel.

« La méthode que je me propose de décrire me paraît appelée à modifier profondément la pratique des chirurgiens dans le traitement du phimosis. Je veux parler de la dilatation appliquée déjà quatre fois avec succès par M. le professeur Nélaton.

« Dans le courant de l'année dernière, notre excellent confrère M. Thibault fit connaître à M. Nélaton les résultats heureux qu'il venait d'obtenir par cette méthode. Il dilatait graduellement et en plusieurs séances l'orifice préputial, rétréci au moyen d'une pince mousse dont les deux branches s'écartent comme celles du dilatateur trachéal. M. Nélaton ne tarda pas à appliquer cette méthode, en se conformant aux préceptes tracés par M. Thibault. La première opération fut pratiquée chez un enfant de 10 ans, atteint d'un phimosis congénital qui donnait lieu à des accidents sérieux.

« L'enfant ayant été préalablement chloroformé, l'orific du prépuce fut soumis à une dilatation que l'on put croire suffisante ; mais, au bout de peu de jours, cet orifice était tout aussi étroit qu'avant l'opération.

« Une nouvelle tentative de dilatation fut alors résolue ; mais, frappé des quelques imperfections que présentait l'instrument dont il s'était servi, M. Nélaton fit construire par M. Mathieu une pince dont nous donnons plus loin la description. A l'aide de cet instrument, il put produire à l'instant une dilatation assez considérable, pour qu'il fût très-facile de rabattre le prépuce derrière le gland. Au bout d'un temps très-court, il ne restait plus trace de l'opération, et la guérison ne s'est pas démentie.

« Depuis cette époque, M. Nélaton a eu l'occasion d'appliquer trois fois la dilatation instantanée au traitement du phimosis, et dans ces trois cas, comme dans le premier, les choses se sont passées de la manière la plus simple.

« L'instrument construit par M. Mathieu est une pince munie de trois branches coudées à leur extrémité, à angle droit et pourvues d'un mécanisme à l'aide duquel on produit un écartement parallèle à ces branches.

« Avant de procéder à l'opération et dans le but de se rendre compte des difficultés qui peuvent se présenter, le chirurgien explore à l'aide d'un stylet la cavité du prépuce, reconnaît les adhérences, puis l'instrument bien graissé est introduit à travers l'orifice du prépuce. On le fait cheminer lentement autour de la couronne du gland, et pendant cette manœuvre on peut suivre tous ses mouvements à travers les téguments. A ce moment, les anneaux de la pince sont instantanément rapprochés, les branches s'écartent, et on a la conscience d'une résistance vaincue que l'on peut comparer à la sensation qu'on éprouve dans l'opération de la fissure à l'anus par la dilatation. La pince est alors extraite, et on peut immédiatement rabattre le prépuce en arrière de la couronne du gland. Si l'on examine avec soin les parties sur lesquelles a porté l'instrument, on reconnaît qu'il s'est produit sur le feuillet muqueux du prépuce quelques légères éraillures linéaires d'une étendue qui varie de quelques millimètres à 1 centimètre, éraillures sans profondeur, bornées à la membrane muqueuse : du reste, pas de vaisseau divisé par découlement de sang.

« Le pansement est des plus simples : une couche légère de cold-cream est appliquée sur le prépuce qui est ramené dans sa position normale. 5 à 6 fois pour jour, principalement au moment de la miction, on découvre le gland en repoussant en arrière le prépuce. Cette petite manœuvre se fait sans difficulté ; elle doit être répétée pendant les premiers jours qui suivent l'opération.

« L'enfant est maintenu au repos pendant un jour ou deux. La tuméfaction œdémateuse qui survient ordinairement dans les premières heures se dissipe d'elle-même dès le second jour. »

POSTHÉTOME.

M. Chauvin, médecin militaire attaché à l'hôpital de Strasbourg, a inventé un instrument excessivement ingénieux, avec lequel on coupe, et d'un seul coup, autant de muqueuse que de peau.

C'est le résultat auquel on arrive au moyen de l'appareil dont voici la description :

Deux poignées terminées par des anneaux, et mobiles à l'aide d'un système de charnières, écartent, en se rapprochant sous la pression des doigts, quatre tiges convergentes armées, en dehors de leurs pointes, chacune d'une griffe. Le centre de l'instrument porte un mandrin qui glisse dans une douille ; l'extrémité soutient un repoussoir concave et monté sur une éclisse de bois qui continue inférieurement la tige d'acier.

Le posthétome est introduit au repos sous le prépuce. Les quatre branches n'offrent pas dans cet état un diamètre supérieur à celui d'une plume de corbeau, et peu de prépuces présentent un rétrécissement assez considérable pour s'opposer à l'introduction d'un corps de cette dimension. La muqueuse du prépuce est accrochée au moyen des griffes, en même temps qu'on agit sur les anneaux, ce qui lui donne une ouverture carrée qui rend facile l'accès du refouloir, qui repousse le gland au fond du fourreau ; on l'y fixe en serrant la vis destinée à cet usage. Pendant que la muqueuse est ainsi attirée en avant, un aide ramène en même temps la peau du pénis vers le pubis ; l'opérateur divise alors, d'un coup de forts ciseaux : 1° la peau du prépuce comprise entre le gland et la circonférence accrochée par les griffes ; 2° la portion en bois de la tige du refouloir qui correspond au cylindre de peau à exciser. Cet instrument, que j'ai vu employer souvent, donne les résultats les plus satisfaisants. Il n'y a, après l'opération, aucune tendance à l'écartement des lèvres de la plaie. Quand le prépuce est peu dilatable et que l'on craint de ne pouvoir faire passer le refouloir entre les branches de l'instrument, on l'introduit le premier sur-le-champ.

Il est un certain nombre de cas auxquels ce procédé est peu ou point applicable, tels que les complications d'adhérences balano-posthites ou de rétrécissement extrême de l'orifice préputial.

Quant au pansement, il consiste à placer sur le gland découvert une croix de Malte en linge cératé et troué dans le milieu. M. Sédillot recommande de conduire les doloires de la bande d'arrière en avant sur la verge, afin de rendre la plaie aussi étroite que possible. Il faut éviter particulièrement le contact de l'urine sur la plaie ; aussi doit-on recommander aux malades d'uriner la verge pendante, et de bien absterger l'orifice de l'urèthre. Un bon moyen pour éviter cet inconvénient est celui recommandé par Delpech, qui cautérisait la plaie par le nitrate d'argent.

De tous les procédés que je viens de décrire, il en est trois qui ont particulièrement attiré mon attention. Ces trois procédés sont ceux de MM. Malapert, (Vidal de Cassis) et Chassaignac. Je ne veux pas ici faire une critique des autres procédés opératoires, critique déjà faite par beaucoup d'autres avant moi, et qui me paraît inutile, car je crois que, lorsque j'aurai indiqué les trois procédés que j'emploie, les autres ne trouveront plus leur application que très-rarement. Je dirai cependant que je combats, en général, toutes les incisions dorsales, ou celles qu'on fait près du frein, parce que, pour une amélioration très-légère qu'elles apportent, elles déforment l'organe. Je ne combats ces incisions que pour les cas non pathologiques.

Pour moi, il est deux opérations seulement que le médecin doive pratiquer sur l'individu sain : la première est celle de M. Malapert, que je crois avoir modifiée avantageusement, comme on le verra plus loin ; et la seconde est la circoncision faite par l'instrument tranchant, comme la pratiquait M. Vidal (de Cassis), ou par l'écraseur linéaire, comme la fait M. Chassaignac.

Je ferai cependant remarquer que ni Vidal (de Cassis) ni M. Chassaignac n'ont atteint un résultat complet. Ces deux auteurs, en effet, ne se sont pas suffisamment préoccupés de la muqueuse, quoiqu'ils aient recommandé d'en enlever le plus possible. J'indiquerai plus loin comment je suis arrivé au résultat que Vidal (de Cassis) et Chassaignac n'atteignent pas complétement ; c'est-à-dire comment je suis arrivé à enlever presque toute la muqueuse et à conserver la peau presque en entier.

Comme je n'admets pas qu'on pratique la circoncision avant 8 ou 10 ans, si ce n'est dans les cas pathologiques, les procédés que je vais décrire plus loin seront toujours applicables.

Pour les cas où le chirurgien se trouvera en présence d'un nouveau-né, il choisira le moyen qui lui semblera le plus simple pour remédier au vice qu'il est appelé à guérir. Lorsque ce sera un phimosis résultant de l'inflammation produite par des chancres, et lorsqu'il y aura nécessité de faire disparaître ce phimosis, pour une raison ou pour une autre, le manuel opératoire pouvant varier à l'infini, suivant les cas que l'on rencontrera, je ne puis indiquer ici le mode d'opération qui sera préférable.

ADDUCTEUR DE LA MUQUEUSE.

J'ai fait construire par MM. Robert et Collin, un petit instrument qui me sert lorsque je pratique le débridement du phimosis ou la circoncision. Je vais d'abord le décrire, et j'expliquerai ensuite les avantages qu'il présente et les services qu'il peut rendre. Je l'appellerai l'*adducteur de la muqueuse*, car son rôle se borne là.

L'adducteur de la muqueuse se compose d'une tige creuse, longue de 10 à 12 centimètres, dans l'intérieur de laquelle se trouve une tige pleine, mobile. Au tiers de la tige creuse, se trouve un petit anneau fixe, servant à tenir l'instrument entre le pouce et l'index ; à l'extrémité opposée à l'anneau sont trois petites branches divergentes, par rapport à l'axe de la tige, et situées sur la périphérie, à égale distance l'une de l'autre. A l'extrémité de la tige pleine, qui se trouve du côté de l'anneau, est un bouton muni d'un pas de vis, tandis qu'à l'autre extrémité se trouvent trois branches accolées, qui se coudent à leur extrémité postérieure, en divergeant de façon à venir s'articuler avec les trois branches divergentes de la tige creuse. Ces trois branches sont terminées, à leur extrémité libre, par trois petits crochets dont la pointe regarde du côté de l'extrémité que l'on tient dans la main.

Lorsqu'on veut se servir de cet instrument, on introduit l'extrémité où se trouvent les crochets, entre le prépuce et le gland ; puis tournant le bouton muni du pas de vis, ces trois branches divergent plus ou moins selon que l'opérateur le désire. Une branche reste au-dessus du gland, et les deux autres vont se placer sur les parties latérales de cet organe. Tirant alors légèrement en avant, les crochets s'implantent dans la muqueuse seule, qu'ils ramènent en avant, tandis que de l'autre main on tire sur la peau près de la base de la verge et on la reporte en arrière.

Il résulte de cette petite manœuvre que le bord libre du prépuce, au lieu d'être formé en dehors par la peau et en dedans par la muqueuse, est formé en dehors et en dedans par la muqueuse seule. La muqueuse qui se trouve reportée à la partie externe, a toujours 2 millim. au moins et 4 ou 6 millim. au plus de largeur.

DÉBRIDEMENT DU PHIMOSIS.

Pour faire le débridement du phimosis, la muqueuse ayant été saisie par les petits crochets, comme je l'ai indiqué plus haut et le bord libre n'étant plus formé que par la muqueuse, j'introduis la pointe d'un bistouri à lame très-étroite, que j'ai fait construire tout exprès, à 2 millimètres en arrière du bord libre, et en piquant de dedans en dehors : puis par un léger mouvement de bascule, j'incise ces 2 millimètres. Je répète la même opération sur trois points du prépuce, et je retire mon adducteur de la muqueuse. Je puis alors facilement pratiquer le décalottement; si je rencontre des adhérences, je les détruis, et je lave légèrement l'organe avec une éponge et de l'eau tiède, de façon à enlever la matière sébacée que je pourrais rencontrer. J'ai donc, sur la muqueuse préputiale, en arrière de la couronne, trois petites plaies ovalaires, à grand diamètre, dirigées d'avant en arrière. Appliquant, par plaie, deux serres-fines de Vidal (de Cassis), et réunissant le bord antérieur de la plaie avec le bord postérieur, je change la direction du grand diamètre qui de longétudinal devient transversal. Je puis par ce procédé donner 6 et 8 millim. de plus en longueur, à la circonférence de l'extrémié libre du prépuce; on pourrait, n faisant les incisions un peu plns grandes, dépasser 1 centimètre, ce qui permet le décalottement en tout temps.

Je fais l'anesthésie locale de la partie avant d'opérer, ce qui, pour les sujets pusillanimes, rend cette opération peu douloureuse en elle-même, complétement indolore.

CIRCONCISION PAR MON PROCÉDÉ.

Pour faire cette opération, au lieu de saisir l'extrémité libre du prépuce avec deux pinces, comme le fait Vidal (de Cassis), je saisis la muqueuse seule, au moyen de mon adducteur de la muqueuse, et je tire la peau du pénis vers la base de l'organe. L'extrémité du prépuce étant formée près son bord libre par la muqueuse en dedans et en dehors, par suite de cette manœuvre, la dilatation que produit l'adducteur de la muqueuse étant suffisante pour qu'on puisse repousser l'extrémité du gland en arrière avec le doigt ou un corps mousse quelconque, un aide saisit cette extrémité avec une pince à pression continue, en arrière du doigt qui repousse le gland, et de l'adducteur de la muqueuse. La pince dont je me sers diffère de celle de Vidal (de Cassis), en ce que j'ai fait remplacer les pointes qui étaient sur les mors de la pince, par des cannelures, et en ce qu'ils sont de moitié plus étroits. J'incise alors avec des ciseaux droits, en avant de la pince. J'enlève suffisamment de prépuce par le procédé que je viens de décrire, et je n'ai pas besoin de couper, comme Vidal (de Cassis), en arrière de ma pince, puisqu'elle est dépourvue de piquants s'implantant dans le prépuce. Je termine mon opération par l'application des serres-fines de Vidal.

Pendant l'opération, je fais exercer une légère traction sur l'adducteur de la muqueuse que je confie à un aide, qui exerce une traction en sens inverse sur la peau avec son autre main, vers la base du pénis.

Je fais l'anesthésie locale avant de pratiquer cette opération, et c'est pour cela que je préfère ne couper que la partie située en avant de la pince qui est la seule qu'il soit facile d'anesthésier, sans anesthésier les parties voisines.

CIRCONCISION.

(Modification du procédé de M. Chassaignac).

Au lieu d'unir, comme le fait M. Chassaignac, la peau et la muqueuse, au moyen de l'érigne à branches multiples, je saisis la muqueuse seule, avec mon adducteur de la muqueuse et je la ramène en avant et en dehors, comme le l'ai décrit plus haut ; puis, par une forte ligature circulaire, je pédiculise, par delà l'extrémité terminale des branches de l'instrument, la portion de prépuce que je désire enlever, et je termine mon opération de la même façon que M. Chassaignac.

AVANTAGES OFFERTS PAR L'ADDUCTEUR.

L'amélioration que j'ai apportée aux procédés de Vidal (de Cassis), et à celui de M. Chassaignac consiste à enlever beaucoup plus de muqueuse que ces deux auteurs et moins de peau. Le problème que je m'étais posé, avant de commencer ce travail, était de trouver le moyen d'enlever presque toute la muqueuse et peu de peau, tout en opérant aussi rapidement qu'on l'a fait jusqu'à ce jour. Je crois avoir résolu ce problème en inventant l'adducteur de la muqueuse.

Je serai heureux si le petit instrument que j'ai inventé et si les opérations de M. Malapert, de Vidal (de Cassis) et de M. Chassaignac, telles que je les ai modifiées, reçoivent l'approbation de mes maîtres et des chirurgiens.

Je n'ai eu le temps de pratiquer sur le vivant aucune des opérations que je viens de décrire, mais depuis trois mois, j'ai pu les répéter assez souvent à l'amphithéâtre, pour garantir les résultats qu'elles m'ont donnés. Il ne reste donc que la question de cicatrisation que je n'ai pas étudiée, mais Vidal (de Cassis) et M. Chassaignac ont indiqué le temps nécessaire à cette cicatrisation, et ce n'est pas la modification que j'ai apportée au manuel opératoire, qui pourra la retarder ou l'avancer.

Un des avantages de l'adducteur de la muqueuse, est de faire éviter les funestes conséquences que pourrait avoir l'opération du phimosis faite sans précaution, comme dans ce cas rapporté par M. Nélaton, dans la *Gazette des Hôpitaux* du 14 octobre 1856.

Au n° 1 *bis* de la salle des hommes, était couché, depuis le 19 janvier, un jeune sujet qui, onze jours avant son entrée, avait été opéré en ville d'un phimosis. Dans quelles conditions était chez lui le vice de conformation qui a nécessité l'opération? Il n'est plus possible d'en rien savoir, mais voici ce que l'on remarque:

Le procédé mis en usage a été l'excision. Or le médecin qui l'a pratiquée, n'ayant pas probablement une expérience suffisante, n'a pas réfléchi que la peau qui recouvre la verge est douée d'une extrême mobilité, d'une laxité non moins grande, conditions nécessitées par les volumes différents que peut physiologiquement présenter l'organe dans l'état de flaccidité et dans l'érection. Il a attiré les téguments à lui avec tant de force, que, lorsqu'il a eu fait la section circulaire, et que les téguments ont repris leur section normale, ils se sont trouvés divisés presque à la base de la verge.

L'aspect que présente le membre est le suivant: le gland est à découvert; au dessous de sa base un large repli formé par la muqueuse, puis un espace de plusieurs centimètres d'étendue privé de téguments et enfin à 1 centimètre ou à 1 centimètre et demi de la base de la verge, très-près par conséquent du plan formé par la paroi antérieure de l'abdomen, la section de la peau.

De là, voici ce qui résulte: la verge présente une large surface suppurante, des érections sont venues nombre de fois depuis l'opération, comme il arrive très-fréquemment toutes les fois que la verge est le siége d'une plaie: ces érections ont déterminé des déchirures auxquelles ont succédé des hémorrhagies. Mais ce n'est pas l'état présent qui est le plus fâcheux, c'est la question d'avenir qui doit faire bien plus regretter que l'opération ait été imprudemment faite.

Lorsque la cicatrisation sera complète, la verge éprouvera les plus grandes difficultés à se développer dans le sens de sa longueur, pendant les érections, car, dans l'état de flaccidité le dommage ne sera pas bien grand. Quant au développement en largeur, il sera encore moins facile, car cette cicatrisation produira un tube, qui bientôt, par suite de la rétraction des tissus, se convertira en anneau rigide, et pendant l'érection, les corps caverneux seront véritablement étranglés douloureusement.

BIBLIOGRAPHIE

A.

Ʌrchives de médecine, 1826, t. I, p. 133.
— — 1836, t. II, p. 229.
—, — 1850, t. I, p. 497.
Ambroise Paré. Paris, 1628, p. 129 et 617.
Autenrieth. (J. Herm. Fr.) Abhandlung über ursprung der Besch-
neidung bei Wilden und halbwilden Volkern mit Beziehung
auf die Beschneidung der Israeliten. Tübingen, 1829, in-8°.
Arnhold (A.). Die Beschneidung und ihre reform, mit be sonderer
Bucksicht auf die verhandlungen. Der 3 rabbiner versammt
Leipzig, 1849, in-8°.
Archives israélites, années 1841, 43, 44.
Antonius. De circumcisione gentilium. Lipsiæ, 1682, in-4.

B.

Barjavel. De la circoncision et du baptême au point de vue de la
santé publique. Annales d'hygiène, t. XXXIII, p. 221, 1845.
Bauer (Fréd.). De causa fecunditatis gentis circumcisæ in circumcisione querenda. Leipsiæ, 1738, in-4.
Baad (H. Meyer). Die Kunst, die vorhaut gehorig zu beschneiden, die
davon enstendene wunde zu heilen, etc. Breslau, 1816, in-8.
Bergson. Die Beschneidung vom historischem, kritischen und med,
standpunht mit berzug auf die neuesten debattn, etc. Berlin, 1844.
in-8, pl. 1. 2e édit. Berlin, 1847, in-8.
Brecher (Ged.). Die Beschneidung der Israeliten, von der histor. prakt.
operativen und ritualen seite, zunachst für den selbstunterricht
mit, etc. Wien, 1845, in-8, pl.
Boyer. Tome X, p. 316, 327. Traité des maladies chirurgicales.
Bell. Cours complet de chirurgie, t. I, p. 504 (traduction du Dr Bo-
quillon.
Blin. Du traitement du phimosis. Thèse Paris, 9 juin, 1853.
Bulletin de l'Académie de médecine ; Paris, 1851, t. XVII, p. 79.
— médical de Bordeaux, septembre 1843.
— de thérapeutique, mai 1849.
— — août 1844.
— — 1847, p. 270.
— de la Société de chirurgie, 1847.
— de l'Académie de médecine, 1855-56, p. 1064-1077.
— — — 1847-48, p. 1288.
— de la Société anatomique, 1841, p. 179.

Bassenage. Histoire des Juifs depuis Jésus-Christ jusqu'à présent pour servir de continuation à l'histoire de Josèphe, t. II, p.135 et suivantes.

Bégin. Dict. de méd. et de chirurg. prat., t. XII, art. Phimosis.

C.

Claparède. La circoncision, de son importance dans la famille et dans l'Etat.

Cahen. Dissertation sur la circoncision envisagée sous les rapports religieux, hygiéniques et pathologiques. Thèse de Paris, 1816, n° 2.

Le même. Nécessité de faire pratiquer la circoncision par un homme de l'art ; Breslau, 1819.

Collin (Ed.). Die Beschneidung der Israeliten und ihre nachbehandlung in operativer und ritualer Rucksicht bearbeited ; Leipzig, 1842, in-8. Pl. 1, anal. in schmidt's Jahrbb. supp. IV, p. 512.

Chassaignac. Traité de l'écrasement linéaire, p. 347.

Chauvin. Considérations sur le phimosis et opérations de la circoncision par un procédé nouveau. Thèse de Strasbourg, 2ᵉ série, n° 215.

Callisen. Principia systematis chirurgiæ. Pars prior., p. 248.

D.

Dujardin. Histoire de la chirurgie depuis son origine jusqu'à nos jours, t. I, p. 35.

Depaul. Lettre à M. Vidal. Union médicale, 27 décembre 1849.

F.

Friedreich (Joh. Bap.). Uber die Judsche Beschneidung in historicher operativer und sanitatspolizeilicher Bezichung. Ausbach, 1844, in-8.

Fulgence-Fresnel. Revue des Deux-Mondes, 1838.

Fondreton. Du phimosis et du paraphimosis. Thèse Paris, 1844, n° 28.

Fleury. Le phimosis congénital au point de vue médico-chirurgical. Bulletin de l'Académie de médecine ; Paris, 1851, t. XVII, p. 79.

G.

Galien. Liv. XI, chap. xiv. De usu part.

Guersant. Notice sur la chirurgie des enfants ; Paris, 1864-67, p. 13.

Godard (Ernest). Egypte et Palestine ; Paris, 1867, in-8, et atlas in-4.

Grapius. Dissertatio an cicumcisio ab Ægyptiis ad Abrahamum fuerit derivata. Rostochii, 1699, in-4.

Guillemeau. Œuvres françaises, p. 437.

Gazette des Hôpitaux, 1831, 15 nov. nᵒ 74, page 295.
—   1840, 31 mars, nᵒ 39, p. 153.
–   1840, 29 août, nᵒ 102, p. 405.
—   1832, 15 oct., nᵒ 123, p. 576.
—   1844, 3 sept., nᵒ 103, p. 411.
—   1845, 1ᵉʳ mai, nᵒ 51, p. 202.
—   1846, 28 avril, nᵒ 50, p. 198.
—   1846, 22 août, nᵒ 98, p. 389.
—   1849, 28 août, nᵒ 100, p. 401.
—   1849, 19 nov., nᵒ 131, p. 528.
—   1851, 20 sept., nᵒ 109, p. 437.
—   1851, 30 oct., nᵒ 126, p. 505.
—   1851, 6 déc., nᵒ 141, p. 566.
—   1853, 1ᵉʳ fév., nᵒ 13, p. 57.
—   1853, 16 avril, nᵒ 45, p. 183.
—   1853, 21 juin, nᵒ 73, p. 296.
—   1854, 5 janv., nᵒ 2, p. 5.
—   1856, 21 août, nᵒ 98, p. 391.
—   1856, 4 sept., nᵒ 104, p. 416.
—   1856, 11 sept., nᵒ 107, p. 427.
—   1856, 14 oct., nᵒ 121, p. 483.
—   1860, 3 avril, nᵒ 40, p. 158.
—   1862, 18 oct., nᵒ 122, p. 487.
—   1864, 26 nov., nᵒ 138, p. 553.
—   1866, 13 sept., nᵒ 107, p. 423.
—   1867, 16 nov., nᵒ 134, p. 532.
—   1868, 14 mars, nᵒ 31, p. 121.
—   1868, 2 avril, nᵒ 39, p. 155.
Gazette hebdomadaire, 1856, p. 644. 652, 677, 487.
—   1862, p. 716.
—   1857, p. 344.
—   1867, p. 715.
Gazette médicale, 1856, p. 288.
—   1862, p. 602.
—   1858, p. 642.
—   1868, p. 247.

H.

Hutchinson. On the influence of circumcision in preventive syphilis.
     Medical times and Gazet ; 1855, A. 11, p. 542.
Hallé. Encyclopédie et Dictionnaire des sciences médicales.
Heurtault. Du phimosis. Thèse Paris, 1811, nᵒ 120.
Houzé. Du phimosis. Thèse Paris, 1860, nᵒ 217.
Hérodote. Ch. 56, p. 30.

J.

Journal fur Kinderkrankheiten, cahiers du 1er trimestre 1852.

L.

Lallemand. Des pertes séminales involontaires, t. II, p. 162.
Léonard. Souvenirs de Léonard, coiffeur de la reine Marie-Antoinette,
    t. II, p. 2, 3, 6.
Lanos. Du phimosis congénital. Thèse Paris, 1855, nº 238.
Le Fiblec. Thèse Paris, 9 mars 1838.

M.

Mackensie. On the dangers attendant on the Jewish rite of circumci-
    sion. Dublin med. Press., jun. 9, 1858.
Michel Lévy. Archives israélites, juin 1843, p. 384.
Marchant (Louis). De la Circoncision au point de vue historique, hy-
    giénique et chirurgical.
Moreri. Dictionnaire historique. Paris, 1712.
Michel Febvre. Théâtre de la Turquie.

N.

Niemann. Die Beschneidung der Juden in sanitatspolizeilicher hin-
    sicht; Casper, Vol. I, B. VII, s. 284, 300 ; 1855.
Nécessité de faire pratiquer la circoncision par un homme de l'art.
    Breslau, 1819.

P.

Prévost. Traitement du phimosis. Thèse Paris, 1835, nº 324.
Palfin. Chirurgie flamande, p. 176.

R.

Riedel (Joh.-Christ-Ludw.).Uber die religiöse ceremonie der Beschnei-
    dung philosophisch und physiologisch betrachtet.Grimma,1842,
    in-8, anal. in Schmidt's Jahrbb., suppl. IV, p. 512; 1845.
Revue médicale, 31 janvier 1856, p. 88.
Richerand. Nosographie chirurgicale, 2e édit., t. IV, p, 305.
Ricord. Traité pratique des maladies vénériennes.

S.

Salomon (Mor.-Gust.). Die Beschneidung historisch, und mec-
    zinisch beleuchte Braunschweig, 1844, in-8.
Strabon. Liv. V, p.340.

Sabatier. Médecine opératoire, 2ᵉ éd., t. III, p. 323.
Sanchionaton. Apud Euseb. De præput., l. I, p. 35.

T.

Thorel. Thèse Paris, 1870, p. 178. Exploration du Mékong et de la
    Cochinchine.
Terquem. Guide du posthétomiste. Metz, 1843, in-8.
Thévenot (de). Relation d'un voyage fait au Levant, chap. 32, p. 79 et
    suiv.

U.

Union médicale, 1849. Compte-rendu de la Société de chirurgie.

V.

Wolfers. Die Beschneidung der Juden eine anweis, etc. Lemförde
    1831, in-8.
Virey. Histoire naturelle du genre humain. Paris, 1801, t. II.
Vidal (de Cassis). Traité de pathologie externe. Paris, 1861, t. V·
    p. 275.
Vanier (du Havre) Causes morales de la circoncision des Israélites.
    Paris, 1847.
Vogel. Dubia sua de usu circumcisionis medico. Gottingæ. 1763, in-4.

TABLE DES MATIÈRES

A. Parent, imprimeur do la Faculté do Médecine, rue Mr-le-Prince, 31.

LIBRAIRIE ADRIEN DELA

BAZIN. **Leçons théoriques et cliniques sur les affections cutanées de nature arthritique et dartreuse**, 2e édit. 1 vol. in-8. 7 fr.

BERGEON. **Des causes et du mécanisme du bruit de souffle.** 3 fr.

— **Théorie des bruits physiologiques de la respiration.** 1 fr.

BERTIN. **Étude clinique de l'embolie dans les vaisseaux veineux et artériels.** 1 vol in-8, ouvrage couronné. 8 fr.

CAZENAVE (A). **Pathologie générale des maladies de la peau.** 1 vol. in-8. 7 fr.

CAZENAVE (A.). **Compendium des maladies de la peau et de la syphilis.** 2 fascicules sont en vente, prix de chaque. 3 fr.

FORT. **Anatomie descriptive et dissection,** contenant un précis d'embryologie, la structure microscopique des organes et des tissus, 2e édit. 3 vol. in-12 avec 662 fig. dans le texte. 25 fr.

FORT. **Traité élémentaire d'histologie.** 1 vol. in-8. 5 fr. 50

FOUCHER. **Traité du diagnostic des maladies chirurgicales,** 1re partie. 1 vol in-8. avec fig. dans le texte. 6 fr.
Deuxième partie, 1 vol. in-8. 3 fr.

GIRALDÈS. **Leçons cliniques sur les maladies chirurgicales des enfants.** 1 fort vol. in-8 avec 63 figures, joli cart. en toile. 14 fr.

GOSSELIN, **Leçons sur les hernies.** 1 vol. in-8. 7 fr.

GOSSELIN, **leçons sur les hémorrhoides.** in-8. 3 fr.

GRIESINGER. **Des maladies mentales et de leur traitement,** suivies d'un appendice sur la paralysie générale par M. Baillarger. 1 fo t vol. in-8. 9 fr.

HARDY, **Leçons sur les maladies de la peau.** 1 vol. in-8, cart. 12 fr. 50

LABORDE. **Le ramollissement et la congestion du cerveau chez le vieillard.** 1 vol. in-8 avec 1 planche coloriée. 6 fr.

RELIQUET. **Traité des opérations des voies urinaires,** opérations de l'urèthre. 1 vol. in-8 avec fig. 5 fr.

WECKER **Traité théorique et pratique des maladies des yeux,** 2e édit. avec un grand nombre de figures. 2 volumes cartonnés. 26 fr.

Paris. A. Parent, imprimeur de la Faculté de Médecine. rue Mr-le-Prince, 31.